医師がすすめる　心とカラダに効く

ヨガの処方箋

東京厚生年金病院 医師
石井正則 著

スタジオ・ヨギー
エグゼクティブ・ディレクター
キミ ポーズ監修

二見書房

はじめに

わたくしは健康増進の一環として患者さんに「心地よい汗が出る運動」を勧めます。そのときに患者さんから「先生は何かされているのですか?」という質問をされます。「ヨガですよ!」とわたくしが答えると、患者さんからは決まって「意外!」という反応があります。そんなわたくしがなぜヨガにはまり込んでしまったのでしょう。

かなり前のことですが、大病を患いました。いろいろな治療を受けましたが回復の兆しが見えませんでした。健康へのメドが立たず、体力がかなり低下し、精神的にも辛い日々が続きました。

ある出逢いが起こります。ヨガのクラスを受ける機会が偶然にやって来たのです。なんと、それを機に少しずつ回復の兆しがあらわれたのです。週に3回のヨガのクラスを受けたところ、加速度的に健康を取り戻す自分がいました。というか、病気になる前より肉体的にも精神的にももっと元気になりました。その健康への感謝として、ヨガをさらに学び、ヨガを広めようと決心したのです。そこにまた別な出逢いがありました。病院のすぐそばにスタジオ・ヨギーの神楽坂スタジオがあったのです。ヨガを練習し、勉強し、公認インストラクターになりました。その後も積極的に「アヌサラヨガ」を中心にヨガを学び、今では、院内ヨガやうつ病の入院施設でヨガを指導しています。

ある日、NHK総合テレビの「あさイチ」という番組でわたくしが病気に対してヨガを指導しているシーンが紹介されました。放送された直後は、

introduction

病院への問い合わせの電話で回線がパンク状態になりました。健康に対して日本全国の人がいかに悩んでいるかを物語っていました。

この直後です。また別な出逢いが続きます。本書の編集担当の村田さんと健康とヨガの話題になりました。欧米から健康とヨガに関してよい研究結果が出ていたからです。そしてこの本の企画の話となったのです。DVDの撮影はスタジオ・ヨギーの全面的なご協力をいただきました。撮影の場所はTOKYOスタジオで行い、ヨガのポーズの監修とナレーションはキミ先生のご指導を仰ぎました。モデルは劇団四季の女優さんだったフェイ先生になっていただきました。とても素晴らしいDVDになったと思います。この場をお借りして深く御礼いたします。

ヨガの練習はヨガスタジオやジムなどでインストラクターが指導する場所のほうが会得も早いと思います。しかしそういう機会のない方も多いでしょう。そういう方は、この本の付録のDVDで「ヨガのポーズ」を学べます。

ヨガにはたくさんの種類のポーズがあります。この本にあげたポーズは基本的なものです。しかも症状によっていくつも重複するポーズがあります。こと健康に的を絞るとそれほど多くのポーズは必要ないのです。大切なことは、呼吸を必ず意識して、吸うこと以上にゆっくりと吐くことです。そして、継続は力になります！　この本が少しでも皆さんの健康増進とストレス開放と若返りに結びつくことを切に希望いたします。

石井正則

contents

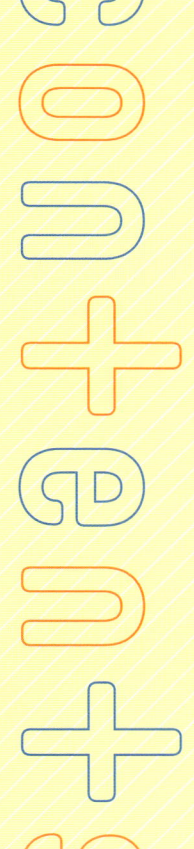

DVDの使い方

本書で紹介するヨガのポーズのうち、第1章で紹介するものと、
第2章から第4章のDVDマークがついているものをDVDに収録。
映像でポーズの動きやポイントを見て確認しながら練習しましょう。

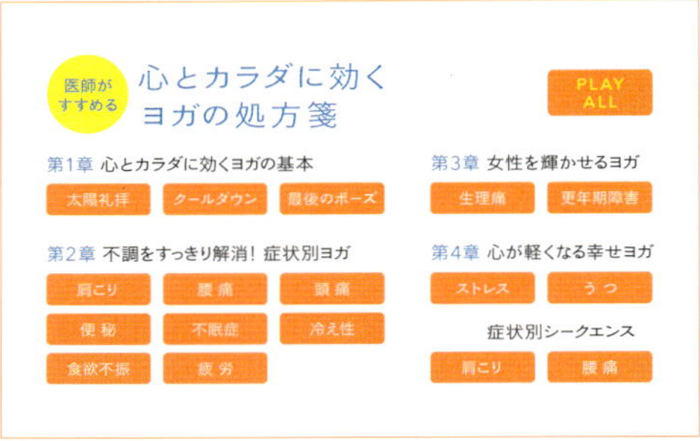

操作方法

DVDをプレーヤーに挿入すると、
左のメインメニュー画面が表示されます。
方向キーを見たいコンテンツに
合わせると、その部分の色が変わります。
そこで決定ボタンを押すと、
映像が始まります。

DVDの活用方法

1 第1章の太陽礼拝（3回）でウォームアップ

2 本書にある症状別の太陽礼拝のポイントに合わせて、もう一度太陽礼拝（1回）

3 第2章から第4章の症状別ヨガから、自分の気になる症状をセレクト

4 第1章のクールダウン3ポーズで心身をリラックス

5 第1章の最後のポーズで休息してから練習終了

見ながらできる！ 症状別シークエンスを収録！

現代人にとくに多い、肩こりと腰痛のシークエンスを特別に収録。太陽礼拝にはじまり、症状別の太陽礼拝、不調解消ヨガのポーズ、クールダウン、最後のポーズとスタジオでレッスンを受けているように見ながら練習することができます。細かいボタン操作が不要になるので、集中してヨガに取り組みたいときはこのシークエンスで練習しましょう。

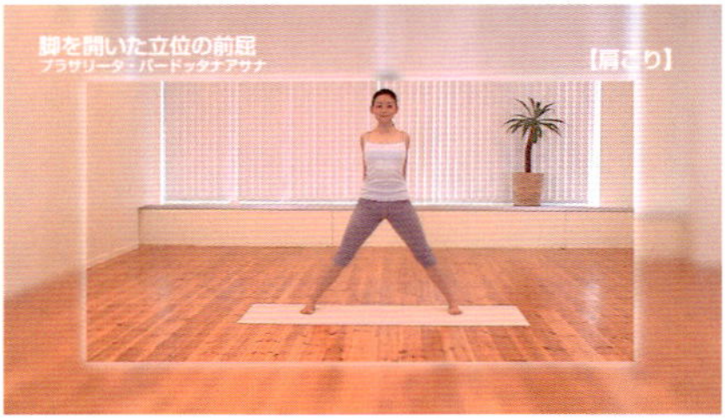

第1章

Let's start yoga!

心とカラダに効く
ヨガの基本

約4500年前にインドで発祥したヨガは、
美と健康のメソッドとして世界中に広まっています。
なぜヨガは美と健康によいのか、その理由と
効果的な練習方法を医学的に解説します。

ヨガが健康によい理由

米国を中心に、健康に関するヨガの効用について
多数の医学論文が発表されるようになってきました。
ヨガは健康の源であることが医学的に証明されつつあります。

心臓血管系の効用

ヨガを続けることで、高血圧症の血圧が低下する、コレステロールの値が下がる、動脈硬化の傾向が改善するという報告があります。筋肉収縮のときに、吐く時間を長くして呼吸することにより、血液の二酸化炭素の濃度が上がります。その結果、血管の内皮細胞に一酸化窒素が増大してきます。一酸化窒素には平滑筋《へいかつきん》の収縮をゆるめる作用があります。そのため、血管の平滑筋がゆるみ、血管が拡張してきます。循環がよくなり、高血圧症が改善してきます。一酸化窒素の作用により、血液の凝固因子の活動を抑え、コレステロールの値も下げ、動脈硬化の改善につながるのです。

自律神経の安定化

特定のヨガのポーズは、特定の筋肉を刺激します。これに呼吸を意識することで日常では得られない自律神経系の安定が促されます。吐く息をゆったりと長くすることで、心臓血管系だけでなく、消化管の循環もよくなります。消化管の周囲は自律神経のネットワークで囲まれています。循環がよくなることで自律神経の安定化が促されます。さらに最近の研究では、ポーズと瞑想《めいそう》を加えたシークエンスで、脳の神経伝達物質が増すことが明らかになってきました。それがγ(ガンマ)-アミノ酪酸《らくさん》です。GABA(ギャバ)と略されます。GABAは興奮する神経の活動を抑制する働きがあります。とくに前頭前野《ぜんとうぜんや》という部分の活動が高まるのです。ここは言わば脳の司令塔です。脳の中で興奮

good for health

しすぎた場所を調整します。ところがストレスがたまったり、うつ病のときには、この部分の機能が低下します。そのために自律神経の中枢ともいえる視床下部《ししょうかぶ》が逆に興奮します。ポーズと呼吸と瞑想は、この前頭前野のGABAを増し、視床下部の不安定な興奮を押さえ込むので自律神経症状の改善になります。

ストレス解消

ストレスとは「自分の存在を脅かす環境の変化」を言います。人間関係がそれです。その結果、反射的に自律神経系が反応します。立ちくらみ、冷や汗、動悸などが起こります。この反応が過剰になった状態が続くのが自律神経失調症です。脳細胞は常に活動しています。この活動の変化をコントロールしている場所が帯状回《たいじょうかい》(P.56参照)です。帯状回は大脳の活動と悲しいことや悔しいことなどの感情をコントロールする場所です。価値判断もここに情報を経由して感情化します。「自我」の中枢とも言われます。この変化がコントロールできないと、怒りが増したり、突然に涙もろくなったり、ミスが多くなったり、自律神経失調症になったりします。帯状回の活動を高めると、自律神経系の働きがよくなります。この働きを高める方法がヨガにあったのです！　とくに腹式呼吸によるポーズと瞑想です。感情の波が減り、人間関係の改善も見られます。そして、免疫《めんえき》機能の向上も明らかになりました。

姿勢の改善&免疫力アップ

ヨガをすると、少しずつですが確実に、筋肉や関節の柔軟性が増します。年を取ってもその効果は出てきます。それには、週3回以上、太陽礼拝を中心に20分～1時間ほどのポーズと、最後に必ず5分以上のシャヴァ・アサナ(屍《しかばね》のポーズ)が必要です。このような練習によって、成長ホルモンや各種の成長因子の分泌が増すことがわかってきました。この結果、体重を支える筋肉(抗重力筋)に力がついてきます。これは脊柱《せきちゅう》を中心にある筋肉群です。姿勢がよくなり、歩行に関係する筋肉も鍛えられます。背筋が伸び、ヒップアップも起こってスタイルがよくなるのです。

ヨガを始めよう

ヨガの手順

ヨガで心身の不調を解消するためには、手順が大切です。
ひとつのポーズを行っただけでは効果は出にくいもの。
さらに効果を高めるために、以下の手順で行いましょう。

Sequence

1 太陽礼拝（3回）

最初に太陽礼拝（P.12-13）で全身の筋肉と関節をほぐします

2 症状別の太陽礼拝（1回）

症状別のヨガポーズ解説ページに書かれている
「太陽礼拝のポイント」を見て、
そのポイントを意識しながら太陽礼拝を行います

3 症状別ヨガポーズ（メイン＋α）

解説ページで大きく紹介しているメインのポーズを1回行います
余裕があれば小さく紹介しているポーズにもチャレンジしましょう

TOTAL
20分

4 クールダウン

心身をリラックスさせるクールダウンの3つのポーズ（P.14-15）を行います

5 最後のポーズ

シャヴァ・アサナ（P.15）で休息してから終了

ポイント

- 呼吸を常に意識
- 腹式呼吸
- 呼吸は鼻から吸って鼻から吐く
- 吸う息より吐く息を長く
- 週3回を目安に

安全なヨガのために

- 食事や入浴直後は避けましょう
- 妊娠中は専門家の指導の下で行いましょう
- 痛みが出るほどの無理はやめましょう

なぜ手順が大切？

背骨（脊柱）の両脇には、2本の太い交感神経の幹が頸部から会陰部《えいんぶ》のほうまで走っています。背骨を前屈したときでも後屈したときでもこの交感神経が直接に興奮するわけではありません。後屈系のポーズは、体の前面の皮膚が伸びます。皮膚の中に感覚神経があり、その神経が刺激され、これが背骨の脇にある交感神経を興奮させます。すると心拍数と血圧が一気に増加し、皮膚から汗が噴き出てきます（体性・内臓反射と言います）。逆に前屈は体の前面の皮膚をゆるめ、交感神経の活動もゆるみます。基本的に後屈は交感神経を興奮させ、前屈は交感神経をゆるめるのです。クールダウンの仰向けのポーズは、呼吸がゆったりとでき、心臓と頭の高さが同じになるので、さらに交感神経がゆるんで血圧が安定化するのです。興味深いことに、後屈の後にシャヴァ・アサナをすると著しく副交感神経の活動が高まります。前屈系や後屈系などポーズを組み合わせることで自律神経が整い、不調の改善につながるのです。

ヨガのポーズの組み合わせで自律神経が安定する

交感神経と副交感神経にともなう体の反応

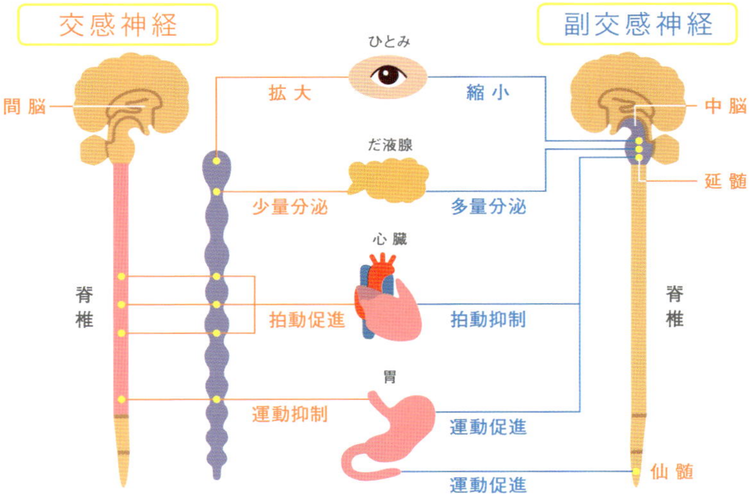

TOTAL
5分間

太陽礼拝をマスターしよう

○息を吐く
●息を吸う

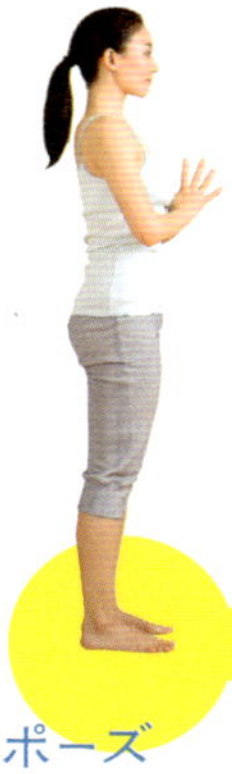

○

山のポーズ

ターダ・アサナ

両脚を平行にして立ち、足の裏をしっかりと床につける。

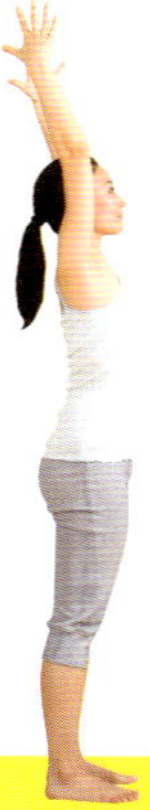

●

上向きの礼拝

ウールドワ・ハスタ・アサナ

息を吸いながら両手を上げる。

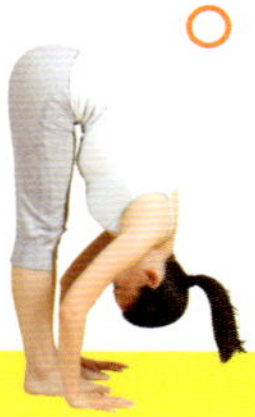

○

立位の前屈

ウッターナ・アサナ

息を吐きながら前屈。

全身をほぐして体を温める

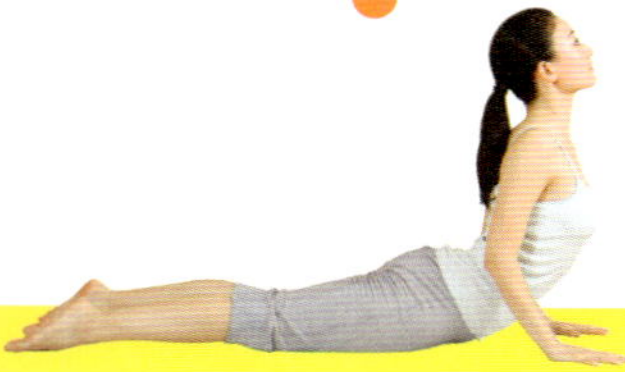

●

コブラのポーズ

ブジャンガ・アサナ

息を吸って肩甲骨をよせ、首を伸ばして上体を起こし、背中を反らせる。

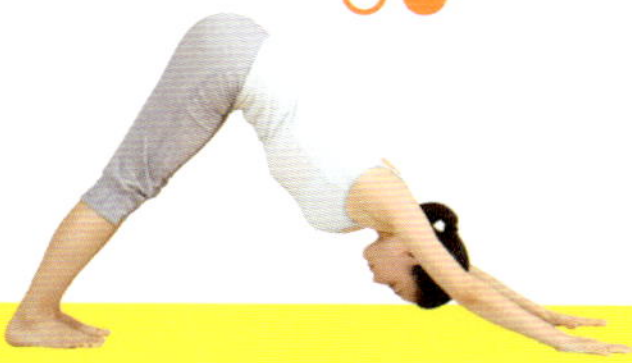

5回
○●

下向きの犬のポーズ

アド・ムカ・シュワナ・アサナ

吐きながらおしりを持ち上げる。手のひらで床を前に押して背中を伸ばす。5呼吸数える。

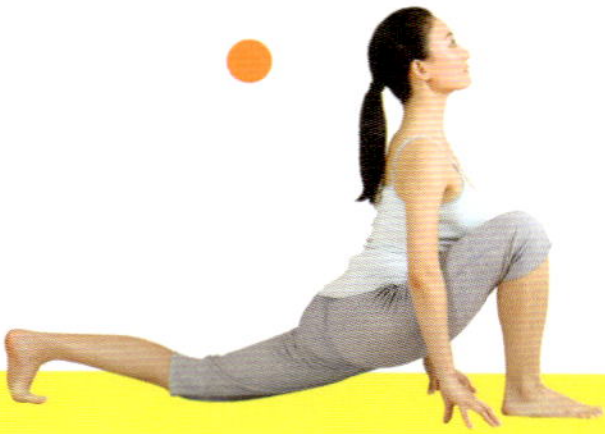

●

三日月のポーズ

アンジェニア・アサナ

息を吸って右脚を前にふみ込み、上体を起こす。

太陽礼拝は、12のポーズを連続して行うもの。
ヨガのラジオ体操のようなもので、
全身の筋肉と関節をほぐすことができる。
ポイントは、呼吸のタイミングに合わせて体を動かすこと。
左右で1セットとして、3セット行おう。

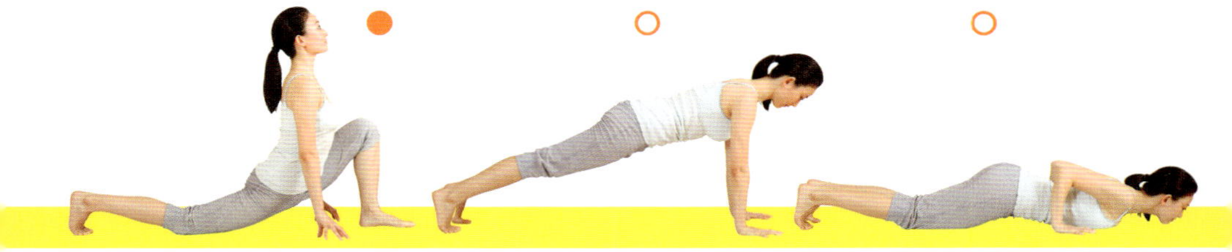

三日月のポーズ
アンジェニア・アサナ

息を吸って右脚を後ろにひいてから、上体を起こす。

板のポーズ
プランク・ポーズ

息を吐きながら左脚も後ろに伸ばし、手首と肩を垂直にする。

8点のポーズ
エイトポイント・ポーズ

息を吐きながら両膝、胸、あごを順番に床につける。

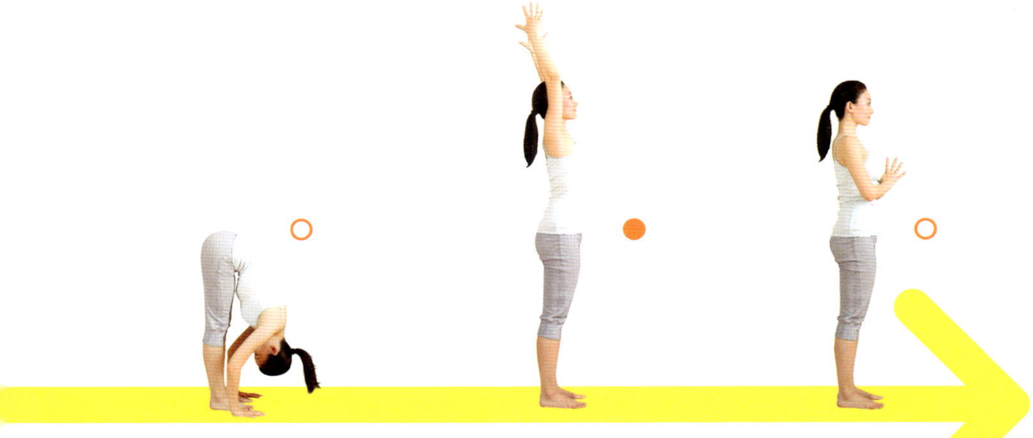

立位の前屈
ウッターナ・アサナ

息を吐いて左脚を前に戻してさらにゆっくり吐きながら前屈する。

上向きの礼拝
ウールドワ・ハスタ・アサナ

息を吸って上体を起こして両手を上げる。

山のポーズ
ターダ・アサナ

息を吐きながらゆっくりと両手を胸の前に戻す。

※太陽礼拝はヨガの流派によっていくつかパターンがある。本書はシヴァナンダヨガ式で、股関節まわりをひろげるために三日月のポーズを行う。太ももや股関節が辛いときはつま先立ちで、後ろ脚のひざを上げ、かかとと股関節が一直線上になるようにして行おう。

クールダウン

症状別のヨガを行った後はクールダウンの3ポーズを行い、
交感神経をゆるめて心と体をリラックスさせよう。

仰向けで横に体を倒すポーズ

アルダ・カティ・チャクラ・アサナのバリエーション

1

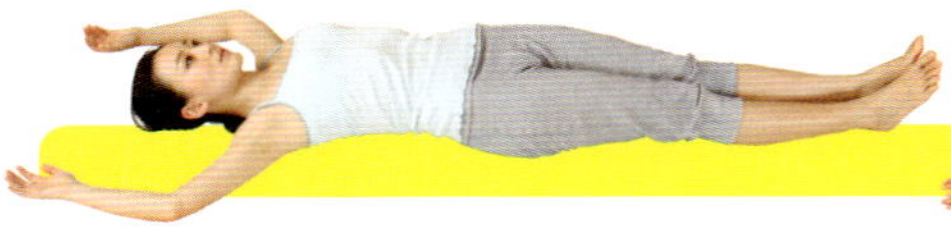

仰向けになり、両腕を上に伸ばす。

2

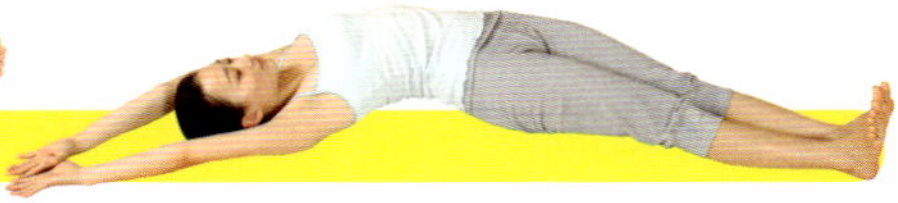
体側を伸ばす

息を吸って親指をからめ、吐きながら右脚、左脚の順に脚を右側に動かす。息を吐きながら上体も右側にずらして5呼吸。上体を戻し、左脚から順に戻す。反対側も行ってから指をほどく。

仰向けで脚をつかむポーズ

スプタ・パーダングシュタ・アサナ

ひざを曲げたバージョン

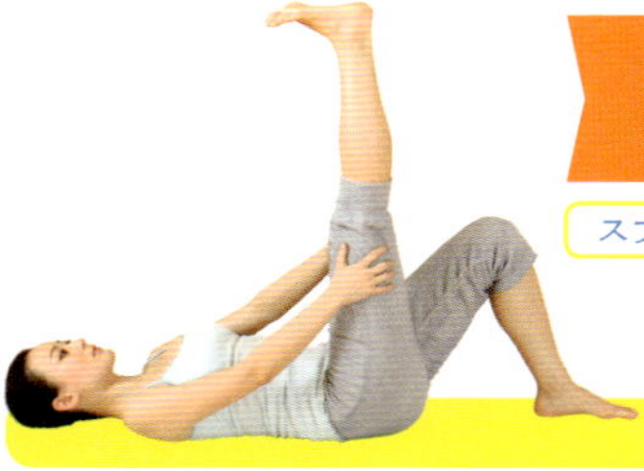

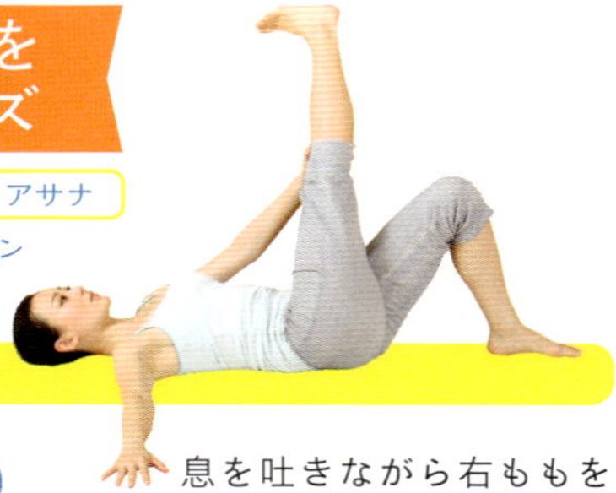

1 仰向けで両ひざを曲げ、息を吸いながら右脚を上げる。

2 息を吐きながら右ももを内側に回し、吸って左手を右脚にそえて、吐きながら左側にたおす。吐く息を長くして5呼吸。

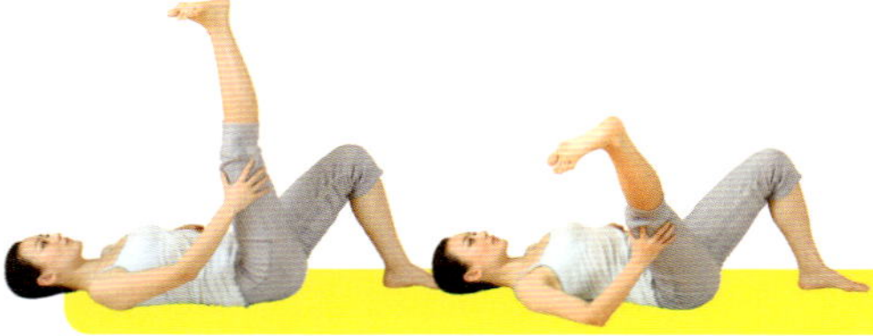

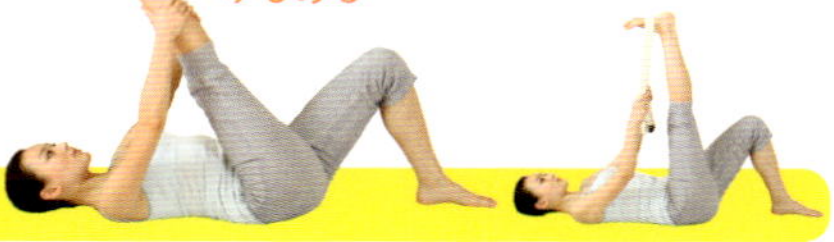
太ももの筋肉を伸ばしてからゆるめる
※手で脚を持つのがつらい場合は、ストラップを足の裏にかけて行おう。

3 息を吸いながら右脚を真上に戻し、太ももを外側にまわし、右手を脚にそえて息を吐いて右側にたおす。

4 息を吸って真上に戻し、吐きながらゆっくりと胸に近づける。息を吸いながら90度まで戻し、吐きながら下ろす。反対側も同様に。

仰向けの合《がっ》せきのポーズ

スプタ・バッダ・コーナ・アサナ

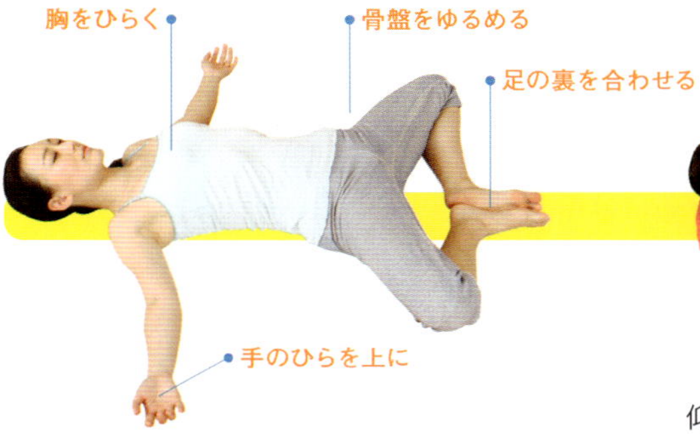
胸をひらく
骨盤をゆるめる
足の裏を合わせる
手のひらを上に

仰向けになる。息を吸って両ひざを曲げてから両ひざを開き、両足裏を合わせる。両腕を横に伸ばし、呼吸を繰り返す。膝をとじて片脚ずつ伸ばす。

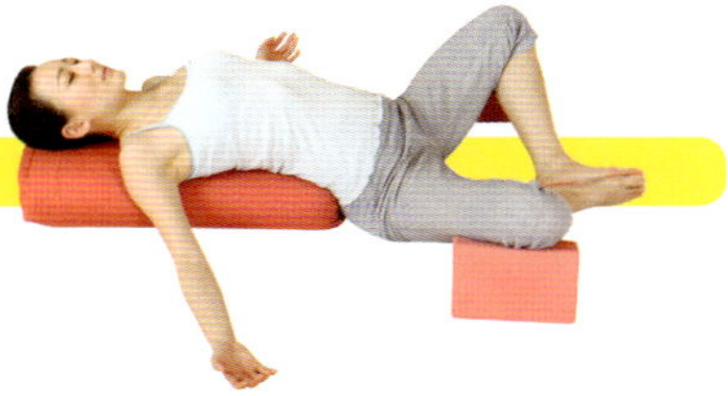

仰向けでひざを開くのがつらい場合は、ボルスターの上に仰向けになり、両ひざの上にブロックをおこう。

最後のポーズ

ヨガを行うときは、必ず最後に屍のポーズを行おう。
仰向けになり、5～10分間ほど休む。
この休息の時間をとることが不調の解消につながる。

屍《しかばね》のポーズ

シャヴァ・アサナ

1 仰向けになって両腕と両脚を少し横に開き、静かに目をとじる。床に体をあずけるように、全身の力をぬく。呼吸に意識を向けて、ゆっくりと呼吸を繰り返す。

2 5～10分間ほど休んだら、2～3回手足の指をにぎり、両ひざを曲げて体を右側にたおし、両手で床を押しながら胴体からゆっくりと起き上がる。

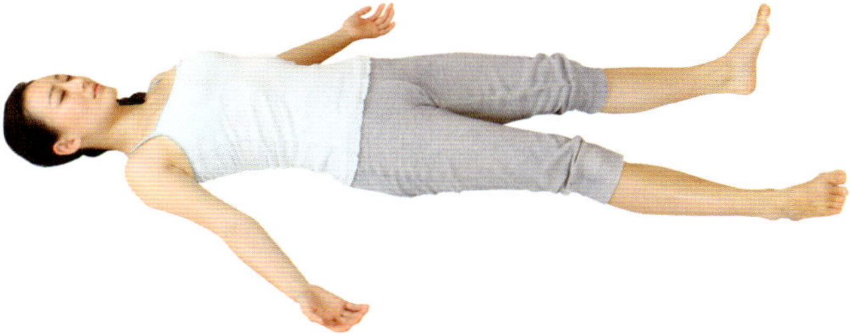

ヨガでダイエット

column 1

ヨガを始めたばかりの頃は、長い間の運動不足がたたってお腹や脇腹に余分な脂肪がかなりたまっていました。ヨガでダイエットできないか! 単純な希望からダイエット計画が始まりました。

最初は、週に1回だけスタジオ・ヨギーのアヌサラ・インスパイアド・ヨガを続けました。ほとんど体脂肪は減りません。週2回に増やし、ヨガの後の食事は必ずザルソバだけにしました。そうすると、わずかに減少傾向がみられました。週3回に増やします。するとどうでしょう! 確実に体脂肪率が減ってきたのです。週3回以上になると運動量も増えてきます。天ぷらソバにしても脂肪率は減ってきたのです。

この方法に「ヨガソバダイエット」と名称をつけました。下のグラフは、ヨガを始めてから3年6ヵ月間のスタジオ・ヨギーに通った頻度と体脂肪率の推移を表したものです。このグラフでわかるように、週3回以上のヨガでも減少傾向はあまり変わりません。つまり、週3回のヨガでダイエット効果が得られるのです。ヨガは有酸素運動と言われますが、実はかなり詳細な医学的研究から有酸素運動の指標となる最大酸素摂取率は、太陽礼拝を激しくやっても35%くらいです。有酸素運動の代表的なスポーツは50%を超えます。ですからヨガ単独でのダイエット効果は疑問です。

ヨガを続けると肉料理を避けたり、飲酒の量が減ってきます。精神的に欲さない状態になるのです。この食事とヨガとの組み合わせでダイエット効果が出てきます。ソバはミネラルが豊富で、健康にとてもよい食事です。ヨガとソバの組み合わせは、ある意味、絶妙な組み合わせかもしれません。ちなみにわたくしの現在の体脂肪率は11.5%、そして体重計で示される体年齢は32歳でございます。

スタジオ・ヨギーに通った頻度

0〜9ヵ月	1週間に1回
9ヵ月〜1年3ヵ月	1週間に2〜3回
1年3ヵ月〜2年	1週間に3〜4回
2年〜3年6ヵ月	1週間に4〜5回

1回75分のレギュラークラス
主にアヌサラ・インスパイアド・ヨガ

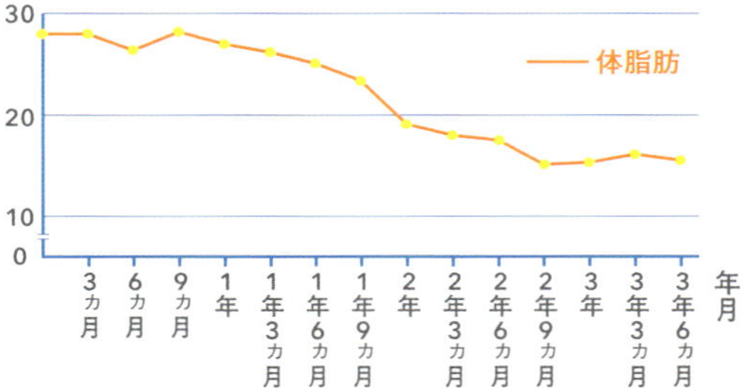

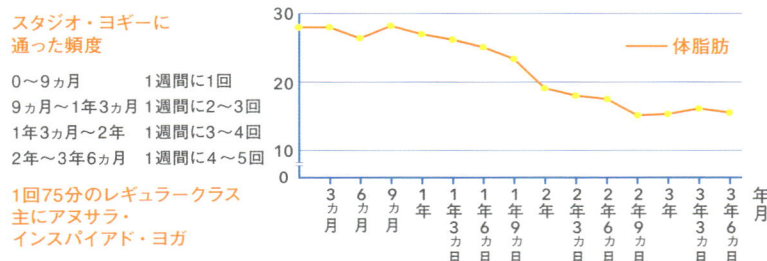

第2章

Yoga poses for health

不調をすっきり解消!
症状別ヨガ

肩こり、腰痛、頭痛など現代人に多い体の不調を中心に、
その症状を解消するための簡単なヨガのポーズを紹介。
ヨガは体が硬い人でも、
運動が苦手な人でもできるもの。
第1章で説明したヨガの手順に
組み込んで実践しましょう。

肩こり

**マッサージで筋肉をほぐすだけでは、
肩こりは解消されません。
呼吸と連動させて筋肉を動かし、
交感神経をゆるめましょう。**

神経の緊張が肩こりを悪化させる

現代の仕事は、パソコンを使った長時間のデスクワークが増えています。肩がこると自分の拳でたたいたり、首を回したりする人を見かけますが、それだけではこりの症状はとれません。

長い時間同じ姿勢でいると、筋肉がこわばった状態になって首や肩がこってきます。上半身が筋肉疲労の状態になっているのです。とくに肩甲骨を取り囲む何種類もの筋肉がこわばっています。

さらに神経が緊張すると、首こりや肩こりがいっそう悪化します。この神経とは交感神経です。神経の緊張が筋肉の緊張をさらに促し、筋肉への血液の循環の悪さにも関連してきます。

首こりや肩こりには、姿勢の悪さも大きく関与しています。猫背の姿勢が続くと容易に症状が出てきます。猫背の状態は、呼吸の動きにも消化管の動きにも影響を与えます。いずれもが自律神経系が働く場所です。この働きが悪くなるとさらに呼吸にも消化管にも影響を与え、悪循環を起こし、こりの回復を遅らせてしまいます。

Shoulder Stiffness

筋緊張と交感神経をゆるめる

首こりと肩こりを緩和《かんわ》する方法は、筋緊張《きんきんちょう》をほぐすだけではなく、いかに交感神経の緊張をとり、血液の循環をよくするか、そして姿勢を正すかです。

具体的には、上半身、とくに背中の筋肉を大きく収縮させ、そしてゆるめることが大切です。これに呼吸を連動させます。背中の筋肉を収縮するときに、息を吐きます。こうすることでさらに筋肉の収縮が強くなります。そして筋肉をゆるめるときに息を吸い、そしてゆっくりと息を吐きます。ここで交感神経がゆるむのです。

ヨガのポーズでお勧めしたいのは、脚を開いた立位の前屈（プラサリータ・パードッタナ・アサナ）です。両腕を組んで頭のほうに近づけることで、背中の筋肉を大きく収縮させ、腕をほどくことで筋肉をゆるめます。ポイントは、腕を頭のほうに近づけた状態で、一度頭を上げて下ろすこと。大後頭神経《だいこうとうしんけい》という首の付け根から出ている神経を圧迫してゆるめることで、首筋のこりを和らげることができます。緊張しすぎた神経を数十秒ほど圧迫してゆるめると、首筋のこりがうすれてくるでしょう。

肩こり解消ヨガ

ポーズの前に

太陽礼拝のポイント

上向きの礼拝を10回繰り返す。下向きの犬のポーズで5～10呼吸。
※ともに肩甲骨の下をよせて肩の上（上腕骨頭）を後ろに。

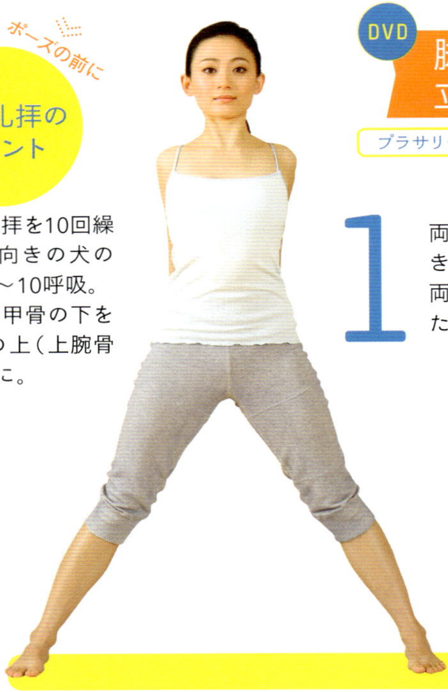

DVD

脚を開いた立位の前屈

プラサリータ・パードッタナ・アサナ

1

両手を腰において両脚を大きく開く。息を吸いながら両腕を後ろに回し、腰のあたりで両手を組む。

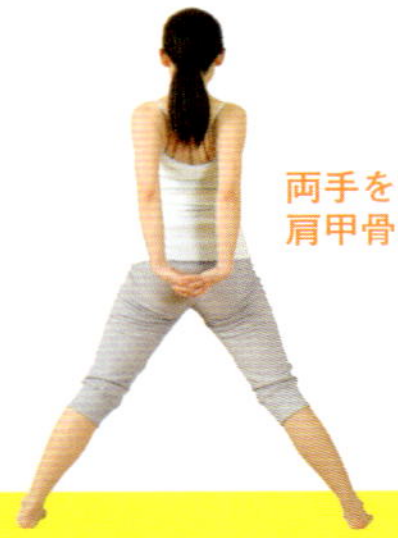

両手を組んで肩甲骨をよせる。

テーブルトップ

プールヴォッターナ・アサナのバリエーション

1

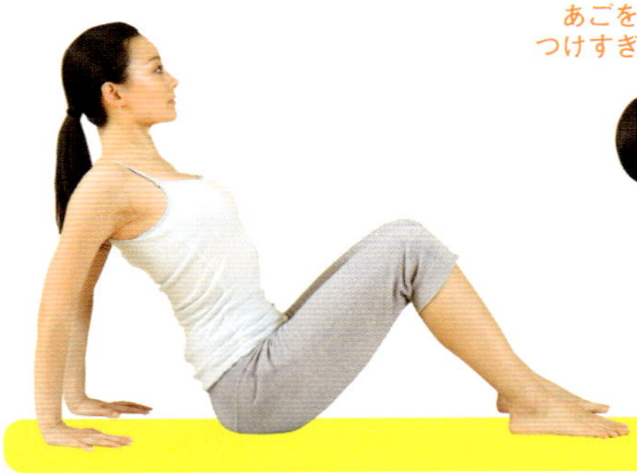

両ひざを曲げて座り、手の先をおしりのほうに向けて両手を床につける。

2

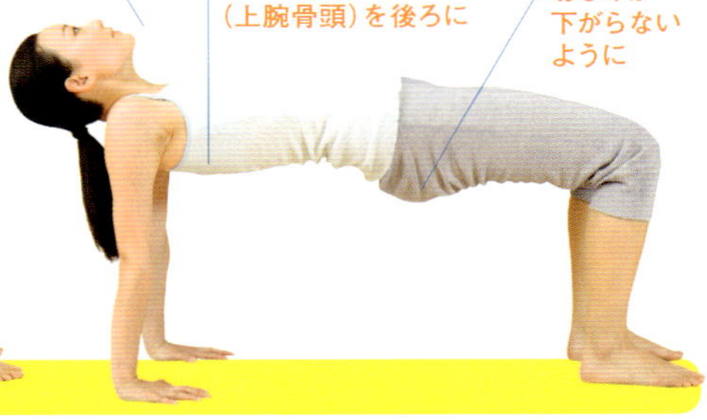
あごを胸につけすぎない
肩甲骨の下をよせる意識で肩の上（上腕骨頭）を後ろに
おしりが下がらないように

息を吸いながら手と足で床をおして、おしりを持ち上げる。呼吸は吐くときを長くして、吐くときにさらに肩甲骨を中心によせる。

背中の筋肉を緊張させた後
ゆるめたときをとくに意識

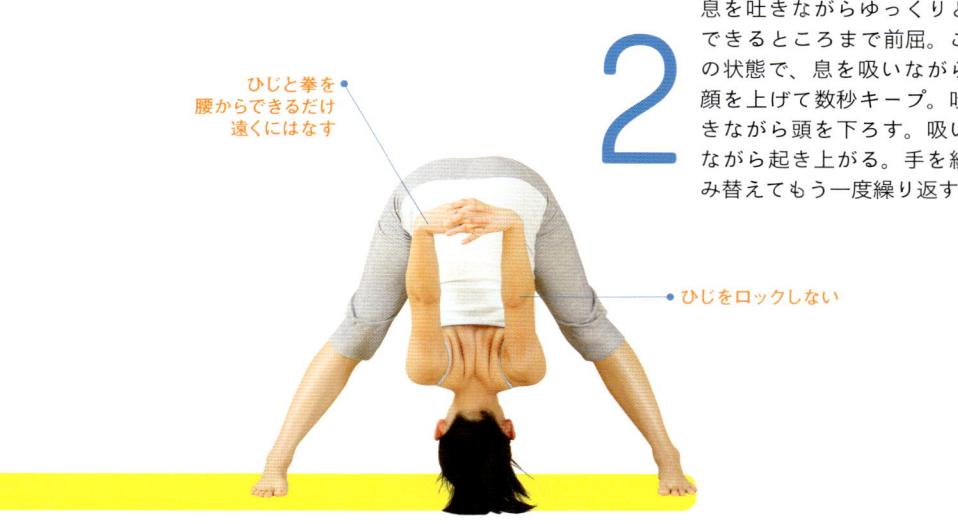

2

息を吐きながらゆっくりとできるところまで前屈。この状態で、息を吸いながら顔を上げて数秒キープ。吐きながら頭を下ろす。吸いながら起き上がる。手を組み替えてもう一度繰り返す。

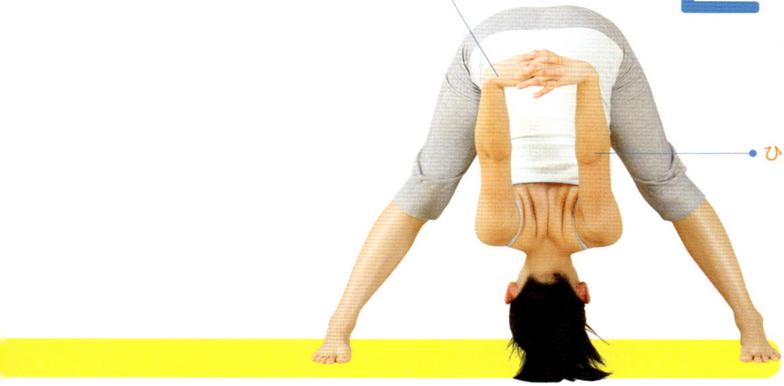
ひじと拳を
腰からできるだけ
遠くにはなす
ひじをロックしない

牛の顔のポーズ

ゴームカ・アサナ

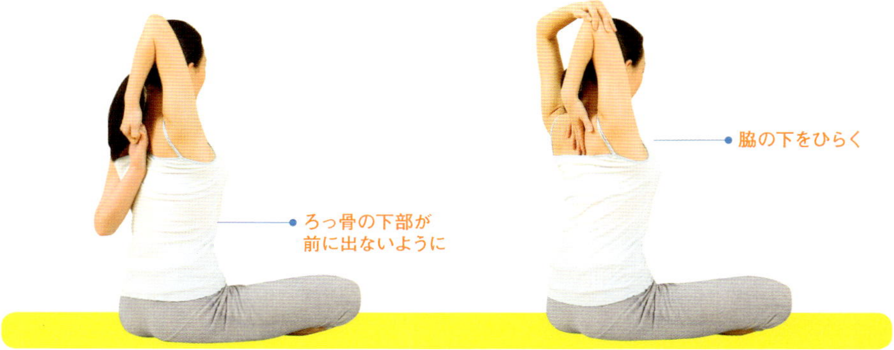
ろっ骨の下部が
前に出ないように
脇の下をひらく

あぐらで座り、右腕を上に伸ばす。右ひじを曲げて右手を背中にもっていき、左腕も下から曲げて両手を組む。この状態で5呼吸をする。

手を組めない場合は、ひじを持って曲げるだけでもよい。左手で右ひじをおして、右手を背中に近づける。

腰痛

**腰痛は、日常での姿勢の悪さが
原因となる場合が多い。
脊柱の配列を正常化して、
腰部への血流を改善しましょう。**

腰部への血行不良が腰痛の原因に

腰痛は、厚生労働省の全国統計で2800万人もいることがわかっています。そのうち椎間板ヘルニア、脊柱管狭窄症《せきちゅうかんきょうさくしょう》、脊椎すべり症、側弯症《そくわんしょう》、子宮や肝臓の病気で起こる割合は2割くらいです。残りの8割は病的な原因は不明で、その多くは、姿勢と関係が深いこともわかっています。

たとえば、猫背の姿勢で何時間もパソコンに向かってデスクワークをしたり、長距離運転や長時間立ちっぱなしの姿勢だと、しつこい腰痛に悩まされます。女性のハイヒール、運動不足からくる肥満、過度の運動、寝具の柔らかさや硬さの具合なども腰痛と関連があります。

これらの状態は腰部の筋肉に持続的な緊張を与え、脊柱骨の配列（アライメント）がアンバランスになり、腰に大きな負担がかかります。その結果、腰部の筋肉が硬くなり、血行不良が起こり、腰痛に悩まされることになるのです。

腰痛には、脊柱のアライメントを正常化に近づけるポーズが効果的です。その代表がP.24で紹介する「脚を伸ばした半分の魚の王のポーズ」です。

ポーズを行うポイントは、ねじる動作に入る前に必ず脊柱を地面に対して垂直に立て、上下に伸びることです。吐くときに、脊柱を軸にひざを立てた側に上半身を水平にねじります。左右に行うことで腰部の筋肉が伸展と収縮を反復し、腰部への血流を改善します。腹筋も締めて常に脊柱骨のアライメントを意識することが大切です。

さらに、「行かないでポーズ」や、「つばめのポーズ」は、背部と腰部に十分な血行を促します。「針の穴のポーズ」は、これらのカウンターポーズです。仰向けで前屈し深い呼吸をすることで、背部と腰部と臀部の筋緊張をゆるめます。ポイントは、息を吐くときに膝頭を胸部に近づけることです。

ただし、後屈で激しい腰痛が起きるときは脊柱管狭窄症が疑われ、前屈で激しい腰痛が起きるときは椎間板ヘルニアが疑われます。このような腰痛や長期の鎮痛剤《ちんつうざい》でも軽減しないがんこな腰痛は医師の診察を直ちに受けましょう。

脊柱を軸にして体を左右にねじる

針の穴のポーズ

スーチーランドラ・アサナ

仰向けになり、両ひざを立てる。右足首を左の太ももにのせる。吐きながら左ひざを引きよせ、右手を足の間に通して左ももの裏で両手を組む。この状態で5呼吸する。反対側も同様に。

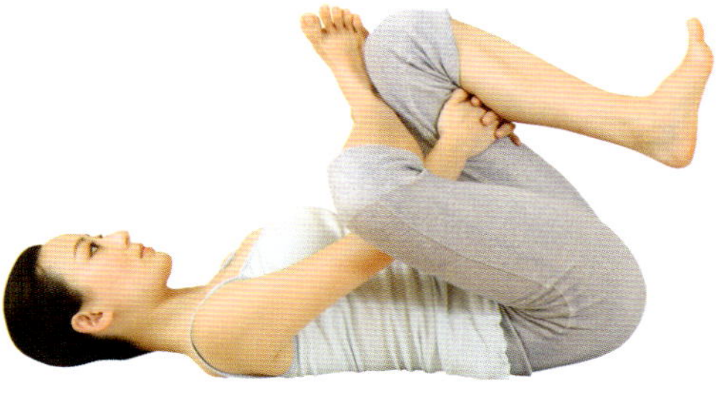

腰痛解消ヨガ

ポーズの前に

太陽礼拝のポイント

板のポーズで腹筋と背筋を常に意識。尾骨をたくし込むよう意識してお腹が落ちないように。

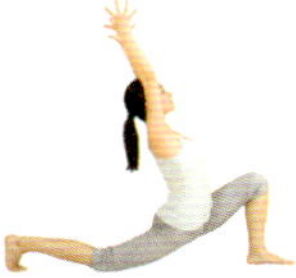

DVDのみ収録

三日月のポーズ
（アンジェニア・アサナ）

股関節を開き、さらに腰部の血流の循環を促すポーズ。DVDを見ながら練習しよう。

DVD

脚を伸ばした半分の魚の王のポーズ

アルダ・マツィエンドゥラ・アサナのバリエーション

1 両脚を伸ばして座る。

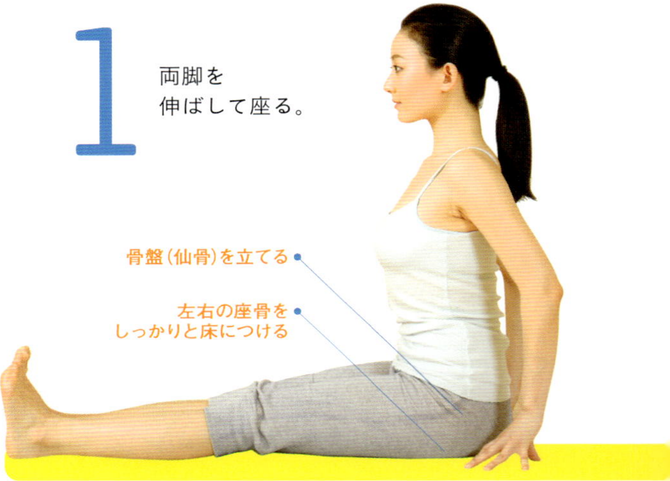
骨盤（仙骨）を立てる
左右の座骨をしっかりと床につける

行かないでポーズ

キャット&カウのバリエーション

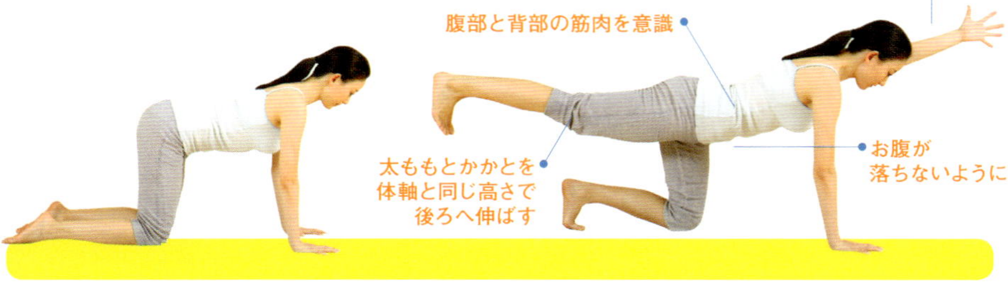
常に腕と足は体軸に沿って外側に逃げないようにする
腹部と背部の筋肉を意識
太ももとかかとを体軸と同じ高さで後ろへ伸ばす
お腹が落ちないように

1 四つばいになる。

2 左腕と右脚をまっすぐ伸ばす。5〜10呼吸する。四つばいに戻り、右腕と左脚をまっすぐ伸ばして5〜10秒呼吸する。

脊柱のアライメントを正常にし、腰部への血流を改善しよう。

2

左ひざ曲げて左脚を右脚の外側におき、左手を後ろにつく。息を吸って上体を伸ばし、右手を左足に添えて吐きながら左にねじる。息を吸いながら正面に戻る。反対側も同様に。

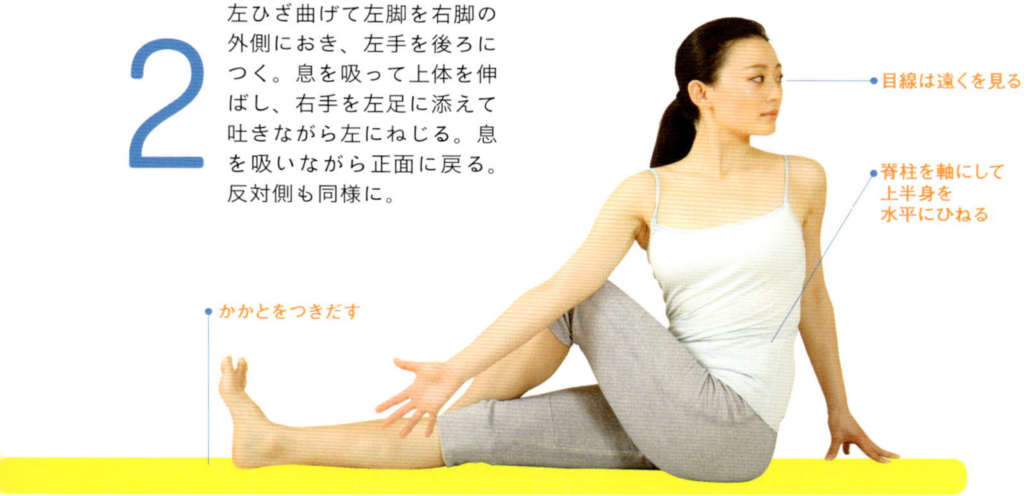
目線は遠くを見る
脊柱を軸にして
上半身を
水平にひねる
かかとをつきだす

つばめのポーズ

シャラバ・アサナのバリエーション

1

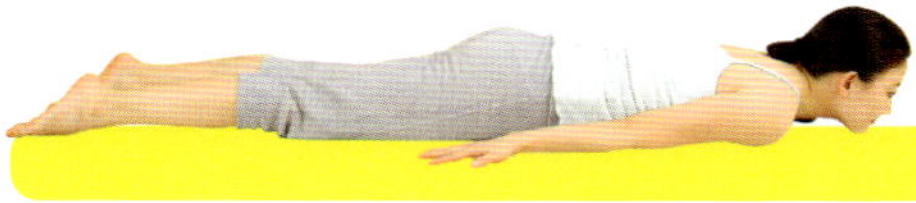

手のひらを下にして、うつ伏せになる。あごを床につける。

2

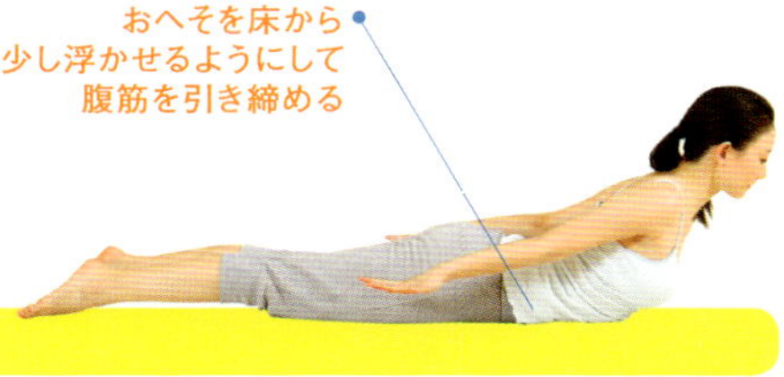
おへそを床から
少し浮かせるようにして
腹筋を引き締める

息を吸いながら上体を持ち上げる。この状態で5～10呼吸する。

緊張型頭痛

仕事や対人関係で悩みがあると、
筋肉の緊張をともなう
緊張型頭痛が起こりやすくなります。
深い呼吸で緊張をゆるめましょう。

慢性的な頭痛の7割は緊張型頭痛

緊張型頭痛は、かつては筋緊張性頭痛とも言われました。首こりや肩こりの項で述べたように、無理な姿勢での長時間に及ぶデスクワークや自動車の運転などによる身体的ストレス、仕事上のトラブル、対人関係などの精神的ストレスなどによって誘発されます。首こりや肩こりがひどくなるにつれて、体の疲れやストレスと関連して起こる頭痛です。慢性に続く頭痛の約7割以上がこのタイプと言われ、もっとも頻度の高い頭痛です。午前中より午後になるにつれて、心身の疲れとともに頭痛が強くなる傾向があります。

典型的な緊張型頭痛の症状は、肩こりから首こり、そして頭痛へとひろがっていきます。このような筋肉の緊張をともなう頭痛では、首の付け根のあたりから後頭部に痛みがはじまり、しだいにこめかみなどの頭の両脇や目の奥へと徐々に広がり、圧迫感や頭重感《ずじゅうかん》をおぼえます。

ときには、頭のまわりを何かで強く締めつけられたような鈍い痛みが続きます。頭の上を押さえつけられているような感じがしたり、頭に何か重いものをかぶせられているような感じになったりします。それ以外に、目の疲れ、体のだるさ、ふらつき、めまいというような症状をともなうこともあります。

息を吐いて筋肉の緊張をゆるめる

緊張型頭痛で起こる症状を緩和する方法は、首こりや肩こりの対策と相通じるところがあります。そのため肩こり解消のポーズも有効です。

筋肉の緊張を起こしたときに息を吸って、筋肉の緊張をゆるめたときに大きく長く息を吐きます。こうして筋肉内の緊張をほぐし、さらに呼吸を使って自律神経の緊張もゆるめるのです。

自律神経の緊張と筋緊張をゆるめる薬があります。抗不安薬です。代表的なものとして「デパス®」があります。速効性がありますが、問題点もあります。飲み続けると習慣性が出てくるのです。ですから、自分の力で頭痛をとる方法が望ましいのです。

しかし、難治《なんじ》の緊張型頭痛には片頭痛が混じっていることがあります。あるいは別な病気があるかもしれません。なかなか症状が改善しないときには、内科や脳神経外科などの専門医の受診をおすすめします。

頭痛解消ヨガ

ポーズの前に

太陽礼拝のポイント

上向きの礼拝を10回繰り返す。下向きの犬のポーズとコブラのポーズのときに5～10呼吸する。

DVD

座位の開脚前屈

ウパヴィシュタ・コーナ・アサナ

1

両脚を大きく広げ、両手を前におく。

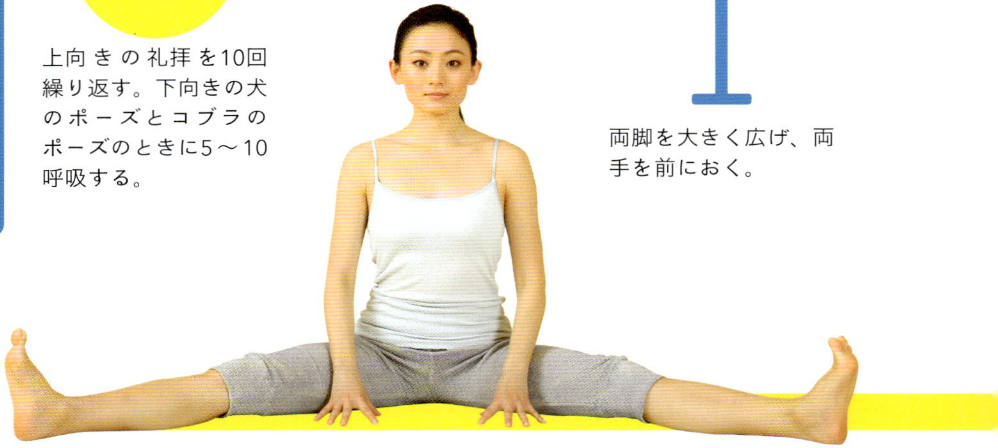

片脚を曲げた前屈

ジャーヌ・シルシャ・アサナ

深く前屈できる人は、右手で左足裏をもって前屈を深めよう。

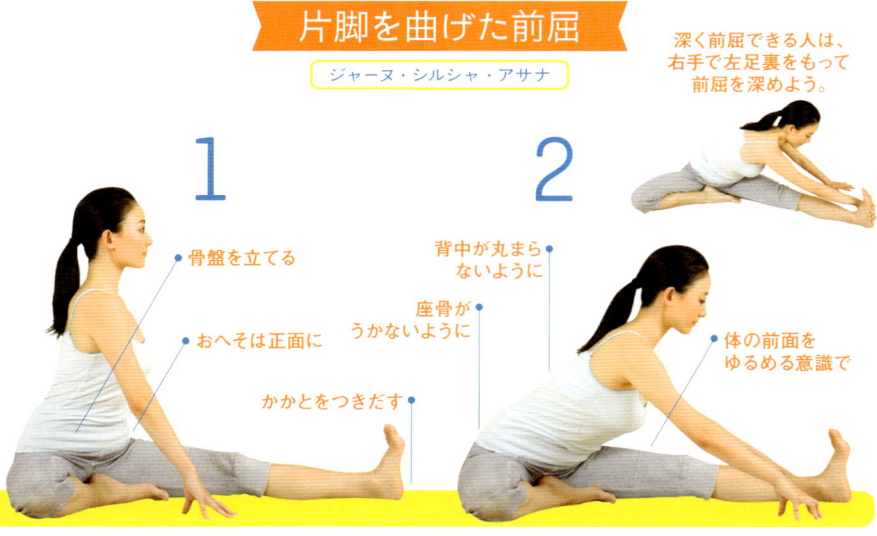

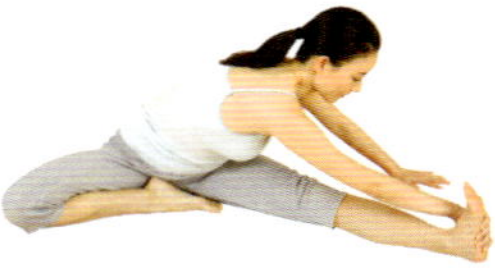

1

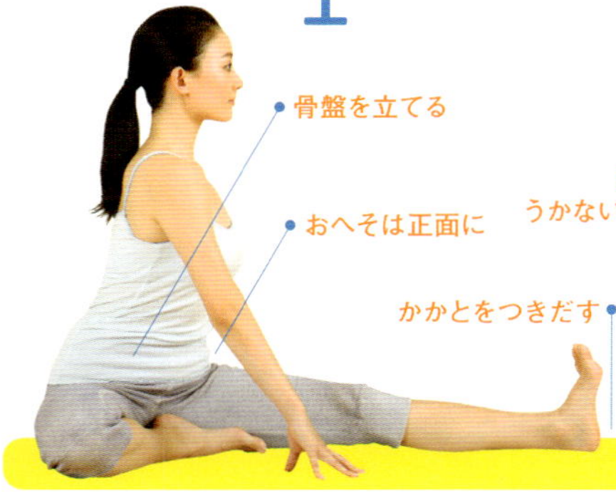
骨盤を立てる
おへそは正面に
かかとをつきだす

背筋を伸ばして座り、左脚を伸ばし、右脚を曲げる。両手を床につく。

2

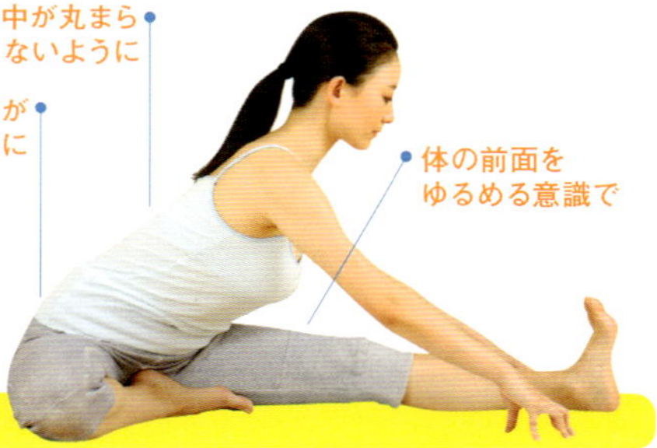
背中が丸まらないように
座骨がうかないように
体の前面をゆるめる意識で

息を吸って上半身を前後に伸ばし、息を吐きながら、両手をゆっくり前に移動させて前屈する。反対側も同様に。

息を吸うときに背中を伸ばして、吐くときに前屈を深めて緊張をゆるめる

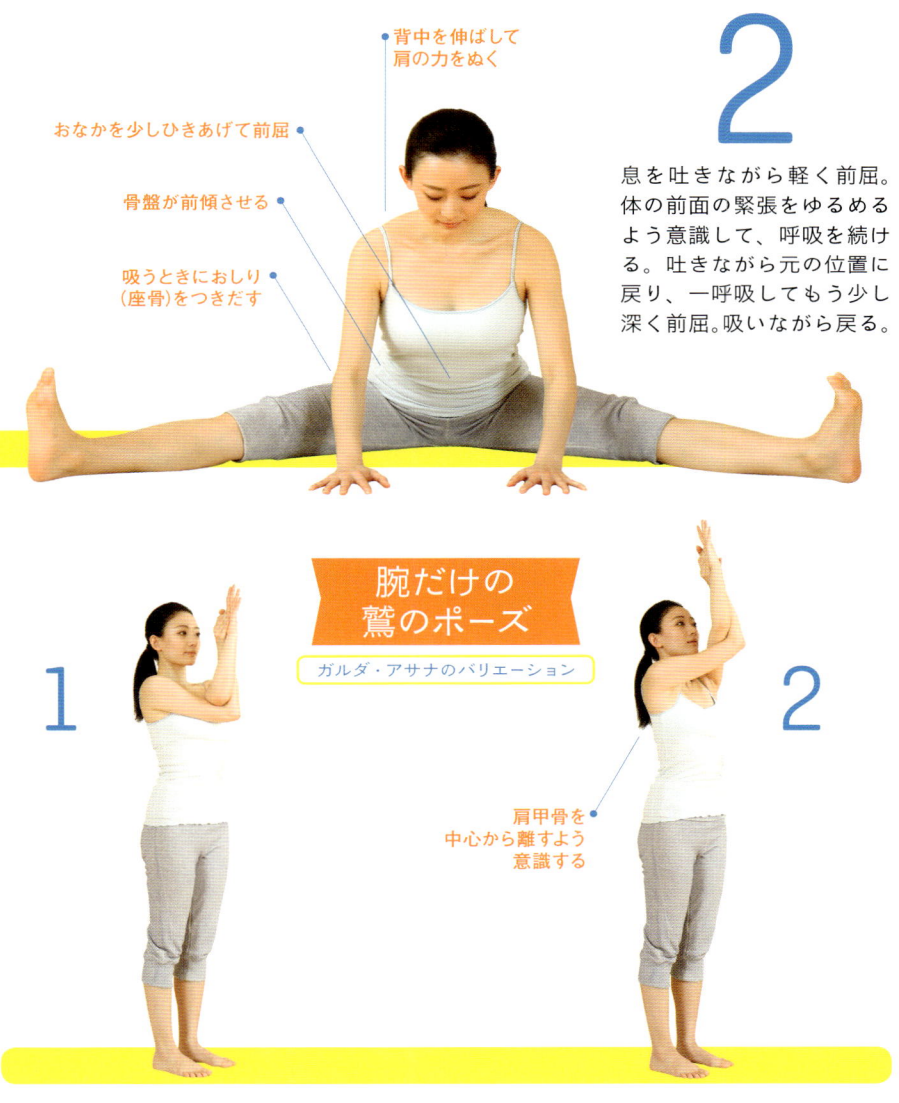

2

息を吐きながら軽く前屈。体の前面の緊張をゆるめるよう意識して、呼吸を続ける。吐きながら元の位置に戻り、一呼吸してもう少し深く前屈。吸いながら戻る。

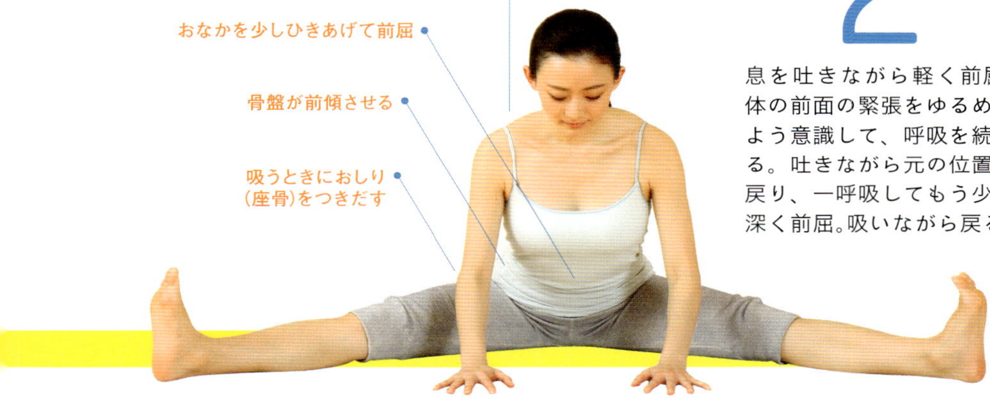
背中を伸ばして
肩の力をぬく
おなかを少しひきあげて前屈
骨盤が前傾させる
吸うときにおしり
(座骨)をつきだす

腕だけの鷲のポーズ

ガルダ・アサナのバリエーション

1

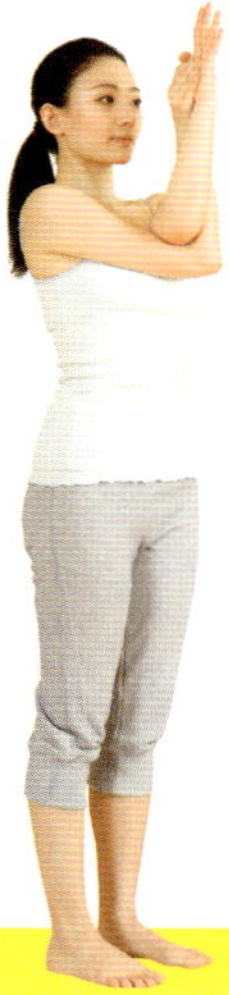

2

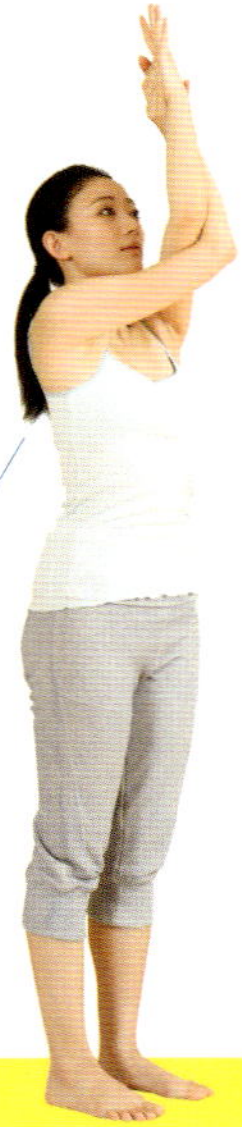
肩甲骨を
中心から離すよう
意識する

両手を前に伸ばす。左手を上にしてクロスさせ、手のひらを少しずらせて合わせる。

両腕をゆっくりと上げ、5呼吸してから吐きながら腕をほどく。このときに肩から上腕の循環の改善を感じとろう。呼吸は吐く息を常に長く。反対側も同様に。

便秘

ストレスがたまると
腸の動きが抑制されます。
つらい便秘のときは
ヨガで腸の動きを助けましょう。

無理なダイエットや ストレスで便秘に

便秘は、病的な原因を除くと女性に多い症状です。3日以上も便が出ない、毎日便が出ても残便感《ざんべんかん》があるという場合を便秘症と言います。ダイエット（小食）と女性ホルモン（黄体《おうたい》ホルモン）、そして多忙で便意を我慢してしまうことが、便秘の三大要因です。

小食だと繊維物質が足りなくなり、水分不足になってウサギの便のような便になります。黄体ホルモンは水分を体に保つため、便の水分が吸収されます。これは月経前や妊娠のときの便秘と関連しています。

便意を我慢しすぎると、脳からの排便の指令でも腸が反応しなくなり、便が腸に停まったままになります。さらに、ストレスをためすぎると、腸の運動も抑制されて便が出にくくなってしまいます。

constipation

ねじりで腸の働きを助ける

便は大腸でつくられます。その過程で、便の動きは右脇腹から左脇腹、そして左下方へ移動します。

便秘には、次のページで紹介する半分の魚の王のポーズのようなねじりのポーズが効果的です。ただし、便秘を解消するためには、必ず最初に体を左ねじりから行い、次に体を右ねじりにすることが大切です。この動作によって便の移動を助けます。息を吐くときに、ねじりを深めましょう。このときに左側の脇腹をゆるめ、右側の脇腹の緊張を感じて収縮する意識をもつように行うことがポイントです。

さらに、排便に必要な筋肉は腹横筋《ふくおうきん》です。腹筋のひとつで、咳をするときに働く筋肉です。この筋力をつけるのが、P.39で紹介している「舟のポーズ（ナヴァ・アサナ）」です。内臓に腹圧がかかって循環がよくなり、消化管の動きを活発化します。

便秘解消ヨガ

ポーズの前に

太陽礼拝のポイント

コブラのポーズのとき、吸う息で意図的に肛門をしめて（骨盤底筋群を引き上げる）5～10呼吸する。

DVD 半分の魚の王のポーズ

アルダ・マツィエンドゥラ・アサナ

1

両ひざを曲げ、右ひざを外側に開いてから、右かかとを左のおしりの横におく。

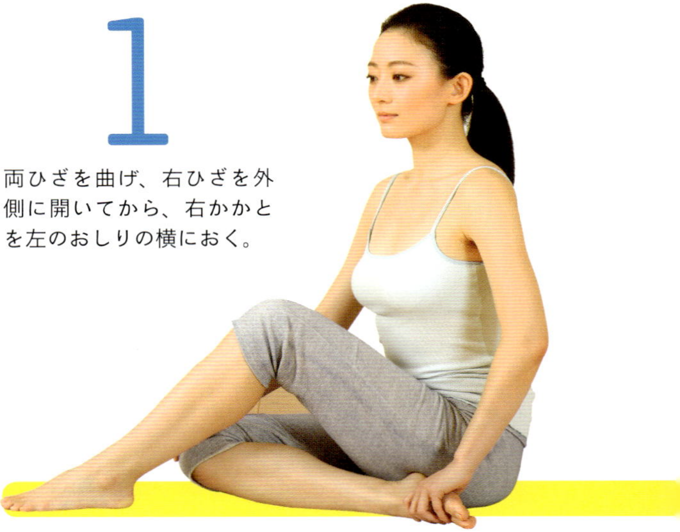

弓のポーズ

ダヌラ・アサナ

1

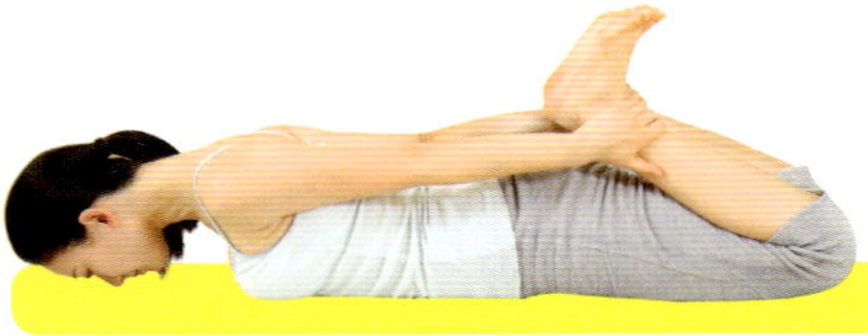

うつ伏せになり、両手で足首をもつ。

2

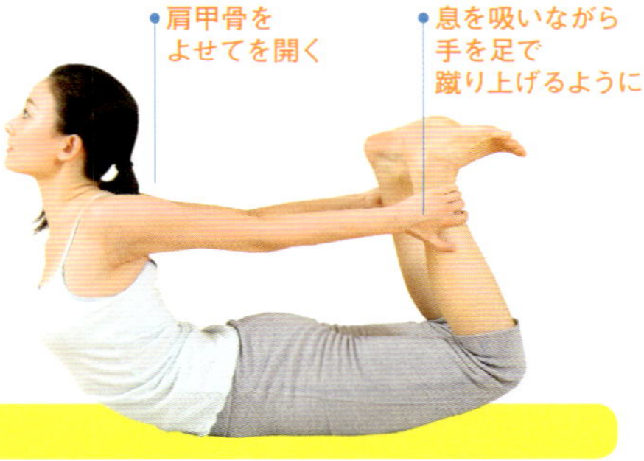
肩甲骨を
よせてを開く
息を吸いながら
手を足で
蹴り上げるように

息を吸いながら、かかとをおしりから離すように持ち上げる。5呼吸して、吐きながら元に戻る。

ねじりは必ず左回しから。
息を吐いてねじりを深めよう

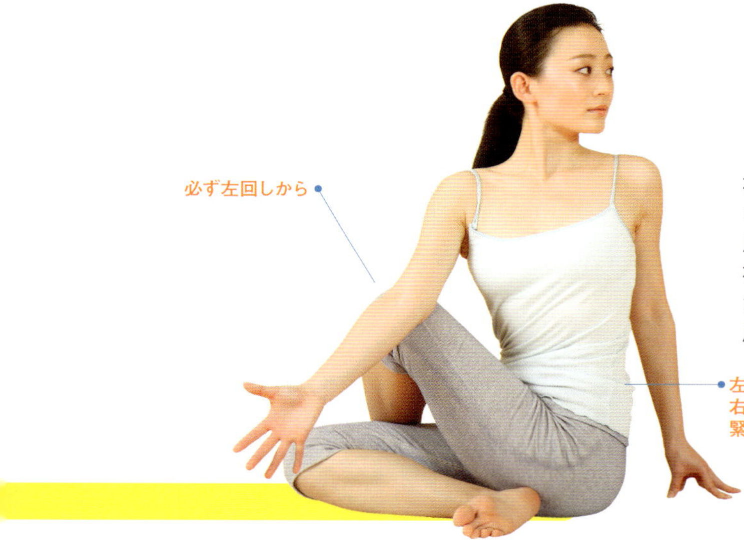
必ず左回しから
左側の脇腹をゆるめ、
右側の脇腹の
緊張を感じる

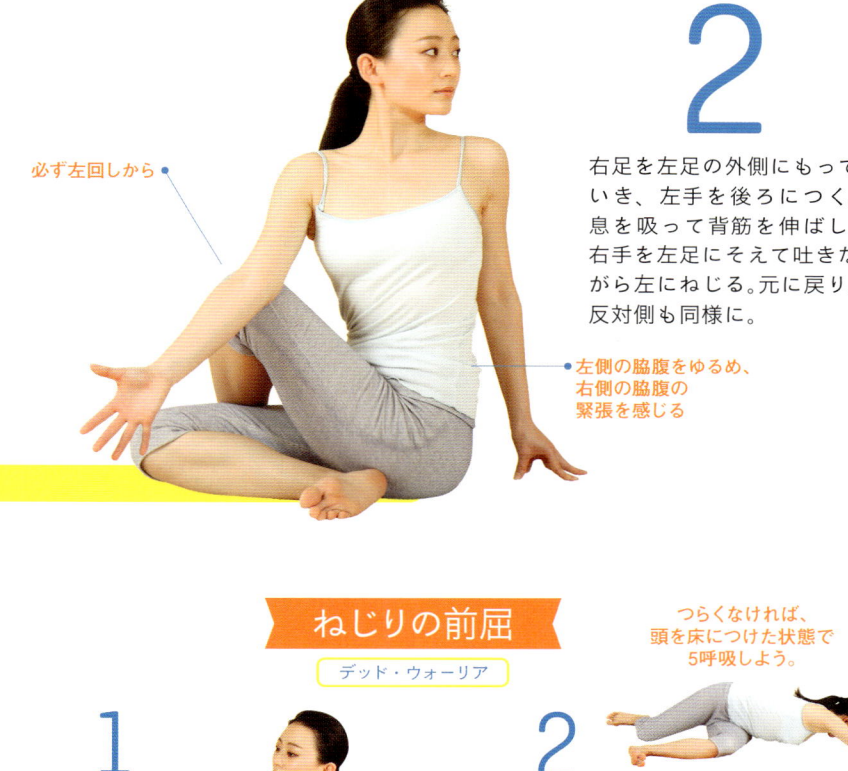

2

右足を左足の外側にもっていき、左手を後ろにつく。息を吸って背筋を伸ばし、右手を左足にそえて吐きながら左にねじる。元に戻り、反対側も同様に。

ねじりの前屈

デッド・ウォーリア

1

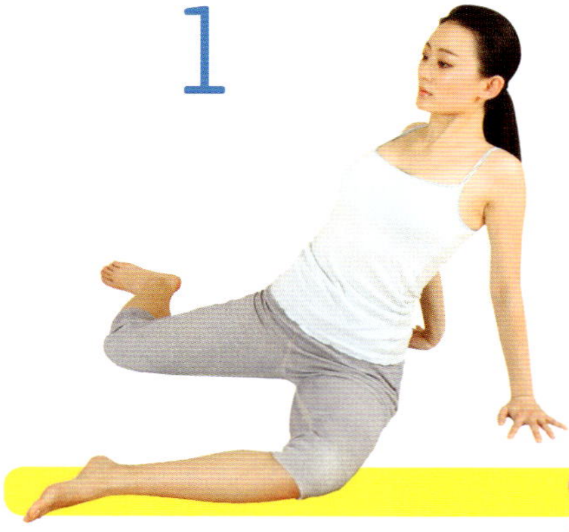

両手を後ろにつき、両ひざを90度に曲げて床につける。

2

つらくなければ、
頭を床につけた状態で
5呼吸しよう。

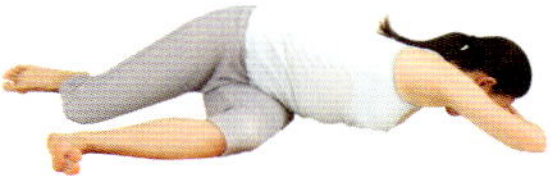

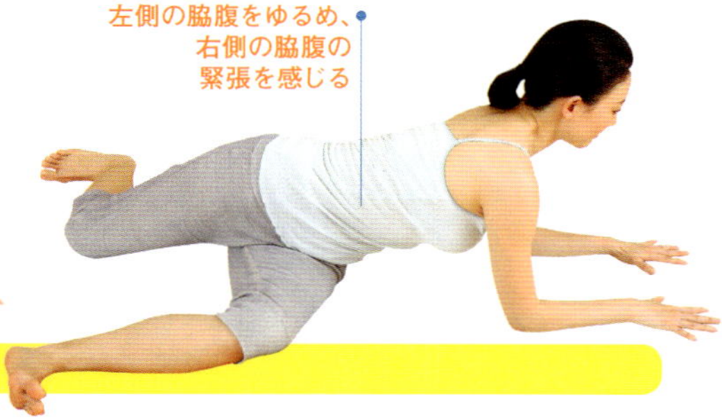
左側の脇腹をゆるめ、
右側の脇腹の
緊張を感じる

左にねじって後ろを向き、両手をつく。5呼吸したら元に戻り、反対側も同様に。

不眠症とディープリラクゼーション

不眠症は万病のもと。負の連鎖に陥る前に体と心の緊張をゆるめましょう。

安眠の秘訣は、ゆったりとした前屈

不眠症は、寝つけない入眠障害、途中で目が覚める中途覚醒《かくせい》、早く目覚めてしまう早朝覚醒、いくら寝ても熟睡感のない眠りなどいろいろなタイプがあります。多くの場合、睡眠のリズムが崩れて起こります。そのきっかけの多くは、やはり精神的なストレスです。嫌な出来事、時間に追われた生活、将来に対する不安など、心の癒《いや》しが見つからないときに起こりやすくなります。不眠症は体に疲れを残します。日常の生活に不健康な状況をつくり出し、精神的な緊張状態もとれなくなります。ますます睡眠の質が落ちていきます。いわゆる「負の連鎖《れんさ》」のきっかけになるのです。

不眠症は、いかにして体と心の緊張を解くかが鍵《かぎ》になります。ゆったりとした前屈は、体と心の緊張をゆるめます。ただし、緊張をゆるめる前屈とは、必死になって前方に体を折り曲げることではありません。背中を大きくひろげる意識を持って前屈することです。肩甲骨をひろげてゆっくりと穏やかに息を吐く動作が、反射的に腹部の筋緊張をゆるめることになります。この動作により内臓内の緊張もゆるみます。

不安を解消するヨガニードラ

不眠を解消するポーズは、前屈の要素のあるものであればどれでもよいです。重要なことは、深く呼吸をして、吐くときにゆっくりと前屈を深め、背中をひろげ、腹部をゆるめることです。吸う時間の倍の時間で息を吐きながら前屈を深めます。極端に猫背にならずに頭が足先のほうへ伸びるようにすることも大切です。

心療内科や精神科の治療に、自律訓練法があります。安静にした状態で、心の中で「腕が温かい、腕が温かい」と頭の中で念じます。すると皮膚温が実際に上昇してきます。いくつもの指示を経て、最終的に心と自律神経の安定化をはかる治療法です。ストレスの緩和や不安神経症や不眠症の人にも適応のある治療法です。

この自律訓練法はドイツ人の精神科医、シュルツが発表したのですが、元ネタがありました。それがヨガニードラです。緊張した神経を癒し、深いリラクゼーションを導く方法で、不安の解放や睡眠の導入にきわめて有用です。ヨガニードラは、仰向けで安静にして実際に指示に従うだけでよいのです。ご興味のある方はキミ先生のCD『ディープリラクゼーション：ヨガニードラ』とアプリ『寝たまんまヨガ』(ロハスインターナショナル)で、ヨガニードラの醍醐味《だいごみ》を味わってください。

sleeplessness

座位の前屈

パスチモッターナ・アサナ

両脚を伸ばして座り、両手を足において息を吐きながらゆっくりと前屈する。

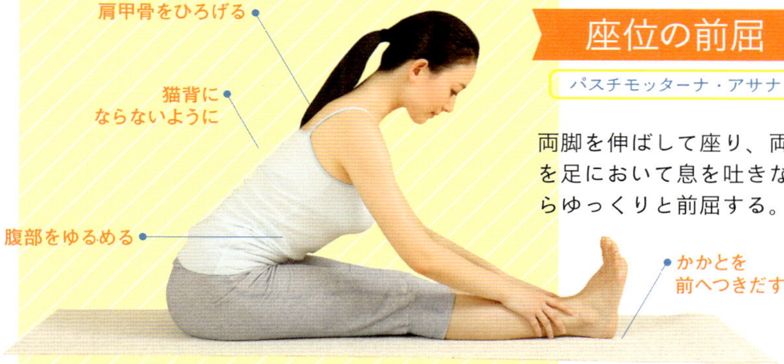

肩甲骨をひろげる
猫背にならないように
腹部をゆるめる
かかとを前へつきだす

冷え性

poor circulation

疲れやストレスが
冷え性の誘因に。
太い血管を温めることが
改善につながります。

冷え性は女性に圧倒的に多い症状で、思春期から20歳代の女性の80%以上、40～50歳代の60%以上が冷え性に悩まされています。手足の先端の冷えと背中の冷えが多いことがわかっており、最近では男性にも深刻な冷え性が報告されています。

女性の場合は、女性ホルモンの影響や筋肉量の少なさ、脂肪の多さが冷え性になりやすい背景因子になっていますが、やはり男女とも、疲れやストレスや睡眠不足が誘因となり、交感神経が興奮し、四肢の先端に近い血管が収縮した結果、冷え性が起こっています。

医学的な実験により、太い血管を温めることが四肢の皮膚温を上げることがわかっています。「鷲《わし》のポーズ」は、四肢にある血管を一時的に絞りだし、腹部のほうへ血流を移動させ、腹部の筋肉の収縮や内臓によって太い血管が温められ、手足を解放したときに四肢に温かみが増します。四肢をしぼり、両腕をできるだけ前に出し、地面にかがむほど、四肢を解放して血流の再開によって、四肢の先端まで温かい血液の流れを感じるはずです。

血流を移動させて体を温める

ポーズの前に

太陽礼拝のポイント

上向きの礼拝を10回繰り返す。下向きの犬のポーズで足踏みをする。

手足をしぼって解放したときに温かい血流の流れを感じよう

DVD

鷲のポーズ

ガルダ・アサナ

1

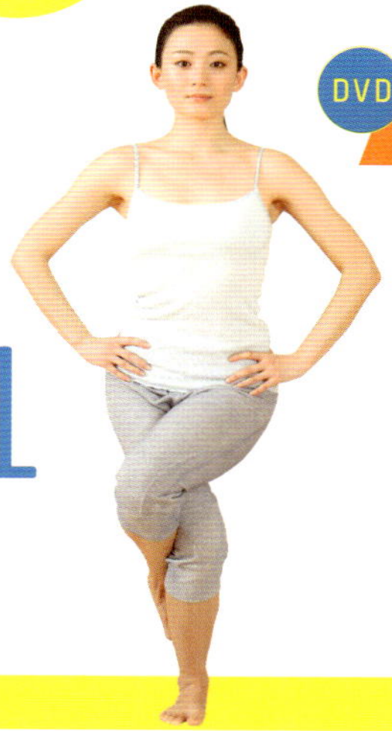

2

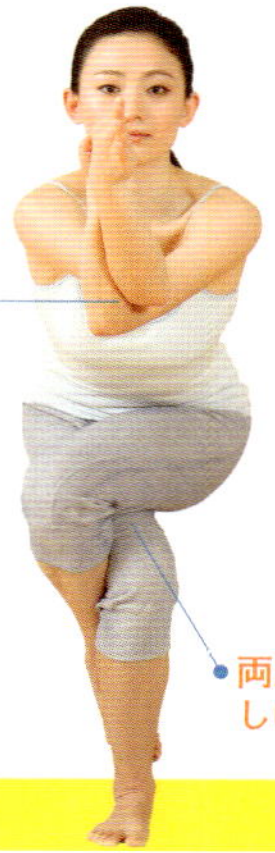
両腕をできるだけ前に出す
両脚をしぼるように

両手を腰におき、ひざを曲げて左足を右足の上にからめる。

右手を上にして両腕をクロスさせ、手のひらを合わせる。腰を後ろにひきながらひじを曲げて手を顔からはなす。吐きながら手足をほどき、反対側も同様に。

片脚を上げた下向きの犬のポーズ

エーカ・パーダ・アド・ムカ・シュワナ・アサナ

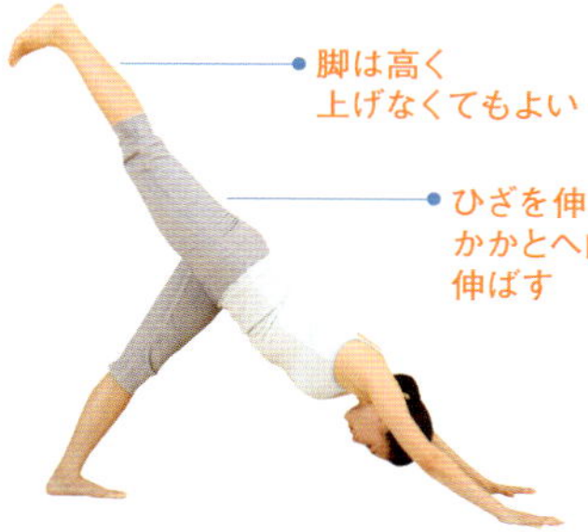
脚は高く上げなくてもよい
ひざを伸ばしながらかかとへ向かって伸ばす

1 四つばいからおしりを引き上げて、下向きの犬のポーズになる。

2 右脚を上げて5呼吸。息を吐くときにかかとをつきだす。右脚を下ろして、反対側も同様に。

※このポーズは下向きの犬のポーズがしっかりできてから行うこと

椅子のポーズ

ウトゥカタ・アサナ

背中が丸まらないように
腹部を引き締める

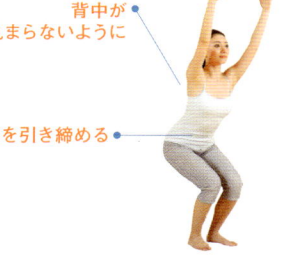

1 両脚をそろえて立ち、腰を後ろにひいてひざを曲げる。

2 両腕をまっすぐ伸ばして数呼吸。腕を肩より高くすればするほど、ひざを曲げれば曲げるほど負荷がかかる。息を吸いながら元に戻る。

食欲不振

loss of appetite

夏バテで起こりやすい
食欲不振。
解消の秘訣は自律神経の安定化

とくに病気ではなくても、仕事や勉強や忙しい生活などからストレスがたまったとき、食欲不振になることがあります。夏バテの主な症状のひとつも食欲不振です。

酷暑や冷房などで、自律神経の中枢である視床下部の働きが低下します。その結果、消化液の分泌や消化管を動かす迷走《めいそう》神経の機能が低下し、食欲への悪循環になるのです。

その悪循環の決め手になる研究が、日本で発見されました。胃の粘膜から食欲を増進するホルモン（グレリン）です。グレリンは、迷走神経の働きで分泌が促されることがわかっています。さらに、グレリンは著しい成長ホルモンも分泌させます。疲労を回復させ、お肌の代謝《たいしゃ》をよくしてツヤのある肌にしてくれるホルモンです。

ヨガのポーズと深い呼吸を連動させることは、自律神経を安定化させます。その結果、迷走神経の働きが高まり、食欲不振を解消することにつながります。食欲不振のポーズと一連のシークエンスによって、心地よい汗をかき、深い呼吸を意識し、シャヴァ・アサナを長くとることが重要になります。

グレリンで食欲を増進させ、
肌の代謝も高める

ポーズの前に

太陽礼拝のポイント

各ポーズの呼吸数を増やして呼吸を深く。とくに吐く時間を常にゆっくり長くする

自律神経を安定させて、迷走神経の働きを活発に

DVD

仰向けで両脚を倒すポーズ

ジャタラ・パリヴァルタナ・アサナ

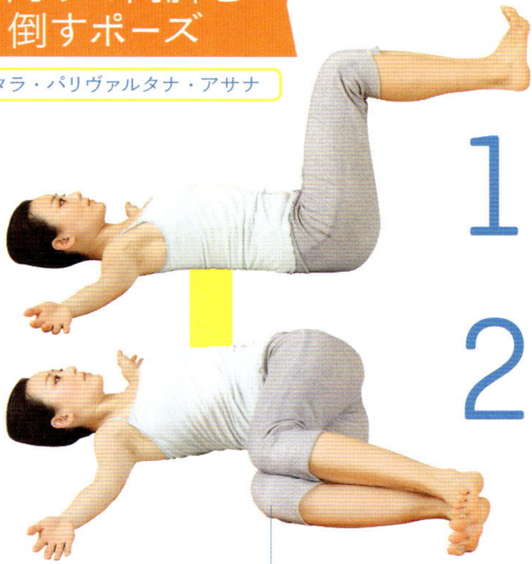
息を吐きながら
ゆっくりと両脚を下ろす

1 仰向けで両腕を横に伸ばし、息を吸って両脚を上げてひざが90度になる位置で止める。

2 息を吐きながら右脚、左脚の順番に右側にたおす。息を吸いながらゆっくりと左脚、右脚の順に90度まで上げて、吐く息で左脚、右脚の順に左側にたおす。息を吸って元に戻る。

※かなりの腹筋を使うため、きつければ床の途中で脚を止めてもよい。

片脚を曲げた前屈

ジャーヌ・シルシャ・アサナ

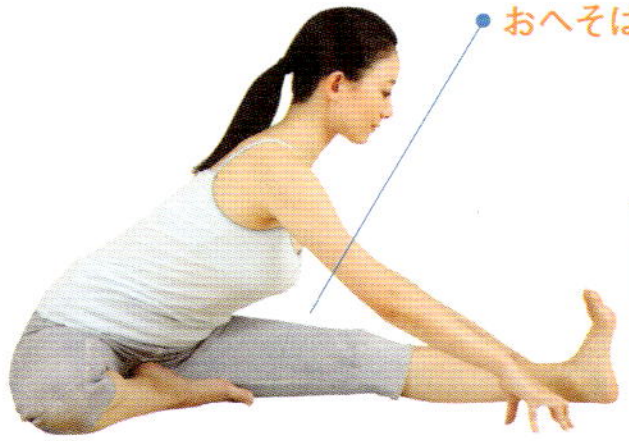
おへそは正面に
かかとをつきだす

1 左脚を伸ばし、右脚を曲げて両手を床につく。

2 息を吸って上体を伸ばし、息を吐きながら、両手をゆっくり前に移動させて前屈。反対側も同様に。

舟のポーズ

ナヴァ・アサナ

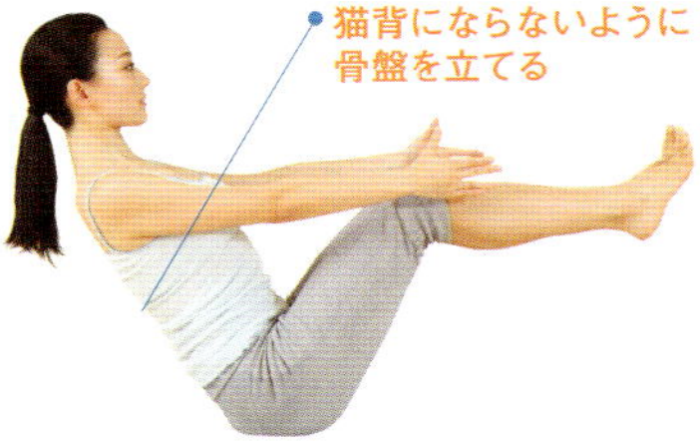
猫背にならないように
骨盤を立てる

1 両脚を伸ばして座り、両ひざの裏に手をおいて片脚ずつ上げる。

2 両脚を上げたまま、ゆっくりと腕を伸ばして数呼吸繰り返す。吐く息を長くして呼吸しよう。

疲労

疲労回復の鍵は、安静にする前にあえて体を動かすことにある

疲労の蓄積はストレスよって起こります。それは自律神経の中で交感神経の働きが過剰になったままで緊張がとれないために起こります。同時に副交感神経の働きも弱っています。では副交感神経の働きを高めればよいのでしょうか？　いいえ、そう簡単にはいきません。疲れ切った状態では、副交感神経の活動はすぐには高まらないのです。むしろ全身の交感神経の働きを活発にして、そのあと安静にすることで副交感神経の働きが高まります。

副交感神経を高めるために交感神経を活発にする

　下半身の大きな筋肉の中には、たくさんの血管が入り込んでいます。力強いポーズは血流を増し、心拍数も上がり交感神経を活発にします。呼吸を深くすることで全身に効率よく酸素が流れ代謝も亢進《こうしん》します。「戦士のポーズⅡ」がその代表です。このポーズや「体を横に伸ばすポーズ」を疲労回復のポーズに選んだ理由は、上半身の皮膚を強制的に伸展させるからです。これは皮膚から脊髄《せきずい》にいく交感神経の興奮を強力に起こします。大きな筋肉の緊張と合わさって心地よい汗が出てきます。交感神経の活動の結果なのです。

Fatigue

ポーズの前に

太陽礼拝のポイント

上向きの礼拝のポーズで、息を吸う時間の倍の長さで息を吐く。慣れてきたら上向きの礼拝のポーズのときに、つま先立ちになる。

下半身の筋肉を使う力強いポーズで交感神経を活発にして代謝を上げよう

DVD

戦士のポーズII

ヴィーラバドラ・アサナII

1

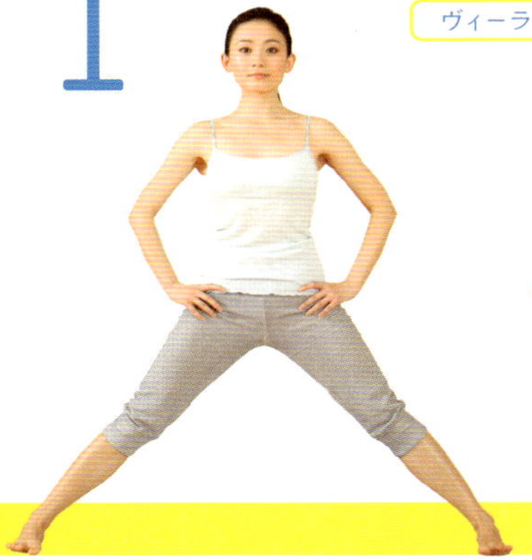

両手を腰にそえて、両脚を大きく開く。

2

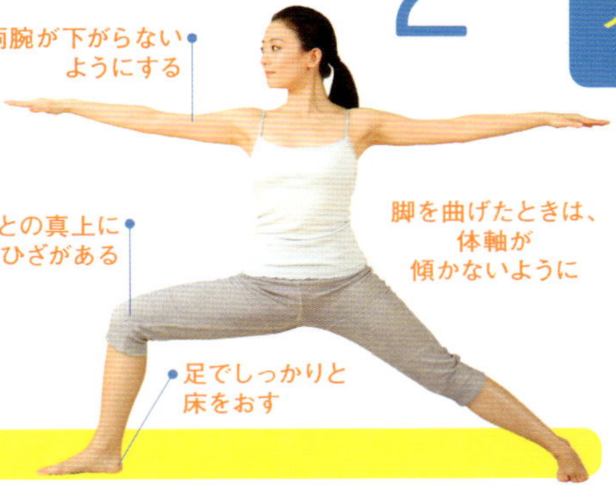
両腕が下がらないようにする
かかとの真上にひざがある
脚を曲げたときは、体軸が傾かないように
足でしっかりと床をおす

右足を90度外側に向け、息を吸って両手を横にひろげ、吐いて右ひざを曲げながら腰をおとす。吐く息を深くゆっくり意識して10呼吸。吸う息で右足を戻し、吐きながら元に戻る。反対側も同様に。

体を横に伸ばすポーズ

パールシュヴァ・コーナ・アサナ

1 両脚を大きく広げて、左足を90度外側に開く。

2 右手は腰へおき、右ひざを90度に曲げ、右手を右太ももに。後ろの太もものつけ根を少し後ろへ引き、尾骨を中にたくし込む。右胸を天井に向けるつもりで胸をひらく。息を吸って左腕を天井へ。吐いて腕を伸ばす。吐く息をゆっくりと3～10呼吸。反対側も同様に。

※クールダウンで行う、仰向けで脚をつかむポーズ（P.14）も効果的。ゆっくりと深い呼吸を意識して行おう。

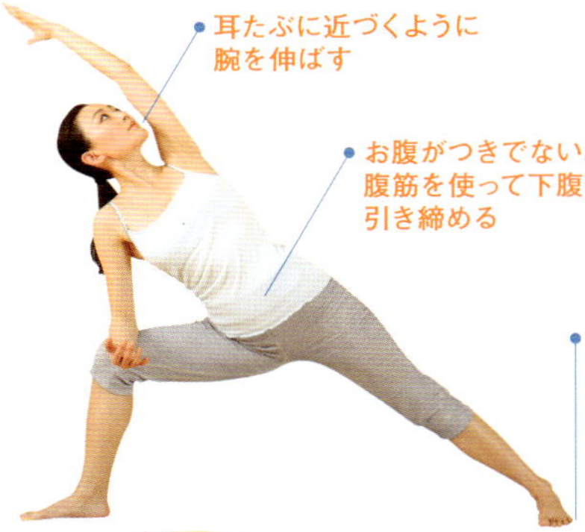
耳たぶに近づくように腕を伸ばす
お腹がつきでないよう腹筋を使って下腹部を引き締める
左足の小指の縁が床から離れないように

できる人は…右手を右足の外側におき、さらに胸を開く

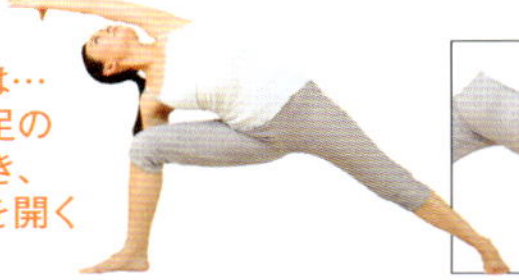

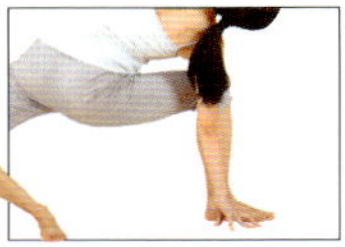

骨粗しょう症とヨガ

column 2

宇宙に長期滞在をした宇宙飛行士の若田光一さんが、自分の体を使って興味深い研究を行いました。そのひとつが骨粗しょう症の予防です。宇宙に行くと無重力のため容易に骨粗しょう症になります。1ヵ月に約1.5%も骨からカルシウムがなくなるのです。4ヵ月半も宇宙に滞在した若田さんは、約7%のカルシウムがなくなる可能性がありました。

そこで若田さんは、骨粗しょう症を治療する薬（ビスフォスフォネート）を週に1回だけ飲みました。同時に、毎日2時間の運動をしたのです。トレッドミル（ランニングマシン）やエルゴメーター（自転車漕《こ》ぎ）とともに、新たに導入されたマシン（ARED）を用いました。抗重力筋という重力を支える太い筋肉を鍛えるマシンです。

長期滞在後に帰還した結果、大腿骨の骨量は飛行前と比べて減りませんでした。逆に、腰椎の骨量は帰還後には数%も増加していたのです。骨粗しょう症の薬とともに抗重力筋の運動を続けたことが、効果を上げたと考えられています。

地上で行った研究でも、骨粗しょう症の薬だけより同時に抗重力筋に負荷をかける運動を加えたほうが、治療効果は高かったのです。

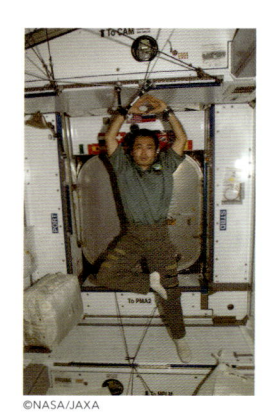

©NASA/JAXA

ヨガのポーズは重力に逆らって体を支える動きが多いのが特徴です。いわゆる抗重力筋を用いたポーズがとても多いのです。ということは、最近増加傾向にある骨粗しょう症の予防にヨガが効果を示す可能性があると考えられます。ちなみに若田さんは、宇宙で最初にヨガをやっていただいた宇宙飛行士です。

第3章

Yoga for women

女性を輝かせるヨガ

女性の体はホルモンバランスの影響を受けやすく、
年齢とともにさまざまな不調が起こりやすくなります。
女性ホルモンを活性化させるヨガのポーズは
女性特有の不調解消、美肌や若返りも期待できます。

女性の不調とホルモンバランス

女性特有の不調には脳の活動を高めるヨガや瞑想が効果的

female hormone

不調が起こりやすい女性の体

女性の体のリズムをつくっている女性ホルモンは、脳や卵巣の機能に左右されています。

女性ホルモンには、卵胞《らんほう》ホルモン（エストロゲン）と黄体ホルモン（プロゲステロン）の2種類があります。エストロゲンは排卵時に子宮の内膜を成長させます。卵子が精子と受精する環境をつくり排卵を促すホルモンです。カルシウムを骨に沈着させる作用や、動脈硬化を防ぐ力もあります。プロゲストロンはさらに内膜を厚くし、受精と妊娠に係わります。体に脂肪がたまりやすくなったり、むくみやすくなります。人によっては甘い物を欲したくなります。

これらのホルモンは脳にある視床下部でコントロールされ、下垂体《かすいたい》を経て卵胞や黄体に刺激がいきます。視床下部は自律神経の活動にも密接に関連しています。ストレスがたまってくると、視床下部が不安定に興奮します。女性ホルモンの分泌にも自律神経の活動にも影響が出てくるのです。

これが、PMS（月経前症候群）や過食、激やせ、更年期障害などの女性特有のホルモンに関連する

bad condition with

不調です。最近の研究により、視床下部の不安定な活動は脳の前頭前野でコントロールされることがわかってきました。

意外かも知れませんが、前頭前野の活動を高める方法のひとつが、「瞑想」なのです。しゃれではありませんが、「瞑想」は「名僧」でないとできないと思われるでしょう。これは単純に反復訓練です。古代インドの人々は現代医学の研究結果など知らずに名僧でなくても瞑想へ導ける方法を見いだしていたのです。それがポーズ（アサナ）であり、呼吸法（調気法《ちょうきほう》）であり、感覚の集中であり、それを経て次の段階の瞑想だったのです。

生理痛を和らげるヨガ

生理痛は大半の女性が体験する症状ですが、その程度にはかなりの個人差があります。激しい生理痛は、月経過多、腰痛、頭痛、便秘、下痢や全身倦怠感などもともないます（月経困難症）。

生理痛の原因は、プロスタグランジンという物質の反応で起きます。プロスタグランジンの作用は、血管収縮と筋肉収縮です。受精しなかった子宮へ生理が起こるように子宮内の血管収縮と子宮の筋肉収縮をさせるのです。そして生理中に子宮内に生産される疼痛《とうつう》物質への感受性も高めます。つまり痛みを感じやすくするのです。

生理痛に対するヨガのポーズは緊張した子宮まわりの緊張をゆるめることから始めます。「合せきのポーズ」がその代表です。血行の悪さは時として腰痛をともないます。そのため「針の穴のポーズ」（P.23）も有効です。生理痛の感受性はストレスと呼応することも知られています。「ストレス解消ポーズ（座位の開脚前屈）」もともに行う価値があります。

女性の不調とホルモンバランス

menopause

ヨガは更年期に最適の運動

現代の日本人女性の平均寿命は戦後より徐々に延びています。いまでは86歳に迫ろうとしています。ところが平均寿命が延びても閉経する時期は過去と比べて変化がありません。45歳くらいから、50歳を中央値として55歳くらいまでの間で閉経します。

この時期を更年期と呼びます。女性ホルモンが減少して消失するまでの時期です。この時期に現れる多種多様な症状を更年期障害と言います。たとえば、顔の突然のほてり、発汗、動悸、めまい、ふらつき、冷え性、肩こり、頭痛、睡眠障害などです。精神的にも不安障害やうつ病をきたすこともあります。

ほてりや発汗や動悸などは、交感神経の興奮で起こります。したがってヨガのポーズはこの興奮を抑えるポーズになります。前屈系のポーズがそれです。

太陽礼拝の繰り返しや呼吸を深めたポーズは、血行をよくし、心身ともにリフレッシュでき、睡眠障害にも効果があります。女性の場合、更年期を境に高脂血症や骨粗しょう症も起こりやすくなりますが、ヨガはこれらに対しても効果があります。

column 3

ヨガで若返る？

中国では、ヨガを真剣にやると、「ヨガを始めると若返る」とか、「ヨガを始めた年齢を維持できる」とも言われています。いずれもがアンチエイジングを物語っています。

本当でしょうか？　細胞は必ず分裂を繰り返しながら最後には寿命が尽きます。その寿命は、染色体のテロメアという時限爆弾のような配列で決まります。テロメアは細胞分裂のたびに次第に短くなり、ある長さになると必ず老化することがわかりました。このテロメアの長さが細胞の寿命に一致するのです。テロメラーゼという酵素《こうそ》はこのテロメアの長さを長くします。アンチエイジングの作用になるのです。ところが、がん細胞は無限に細胞分裂を繰り返します。このテロメアを長くするテロメラーゼの酵素活性が、著《いちじる》しく高まっているのです。ですからテロメラーゼは、アンチエイジングとがん化の両刃《もろは》の剣《つるぎ》なのです。

最近の米国の研究で、テロメラーゼの活性が「1週間に6日間、1時間のヨガを行う」ことで上昇することがわかりました。しかし、単純にこれだけがアンチエイジング作用と考えるのは早計です。老化を加速させるもっとも大切な要素があります。さまざまなストレスによって発生する細胞内の酸化作用です。これが細胞の老化を著しく促進させます。有酸素運動にともなう深い呼吸は抗酸化作用を増進させます。調気法や瞑想による精神の安定化がストレスを解放します。結果的にテロメラーゼの活性を上げ、ストレスホルモンの活動をゆるめ、自律神経を安定化させるのです。ヨガによるこれらの複合的な作用が、アンチエイジングに効果があると考えられます。

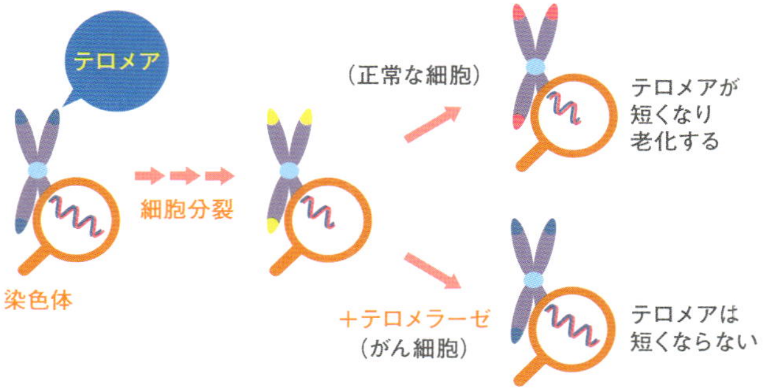

テロメア
染色体
細胞分裂
（正常な細胞）
テロメアが
短くなり
老化する
＋テロメラーゼ
（がん細胞）
テロメアは
短くならない

生理痛解消ヨガ

ポーズの前に 太陽礼拝のポイント

各ポーズで呼吸数を増やし、深くゆったりと呼吸する。板のポーズは床にひざをついて行う。

DVD 合せきのポーズ

バッダ・コーナ・アサナ

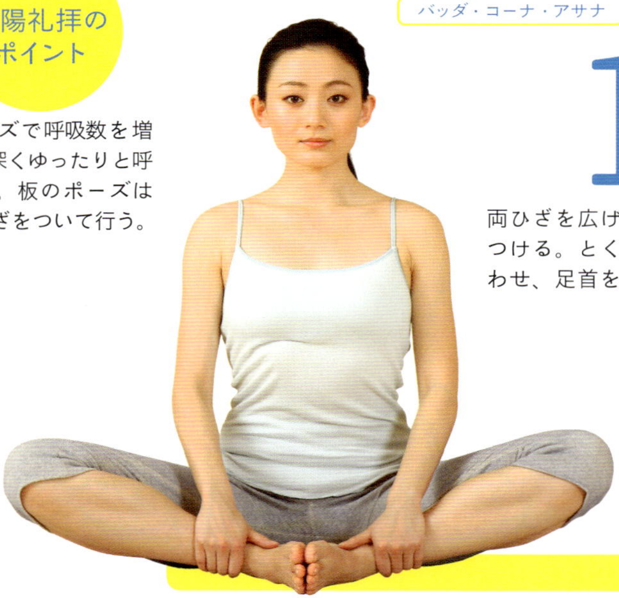

1

両ひざを広げて両足の裏をつける。とくにかかとを合わせ、足首をにぎる。

座位の開脚前屈

ウパヴィシュタ・コーナ・アサナ

1

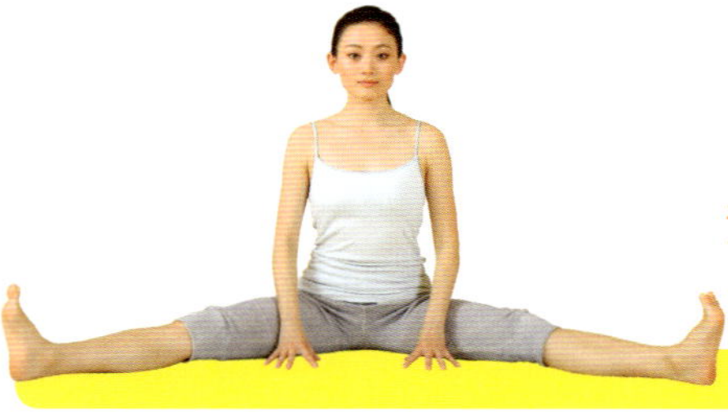

両脚を大きく広げ、両手を前におき息を吸う。

2

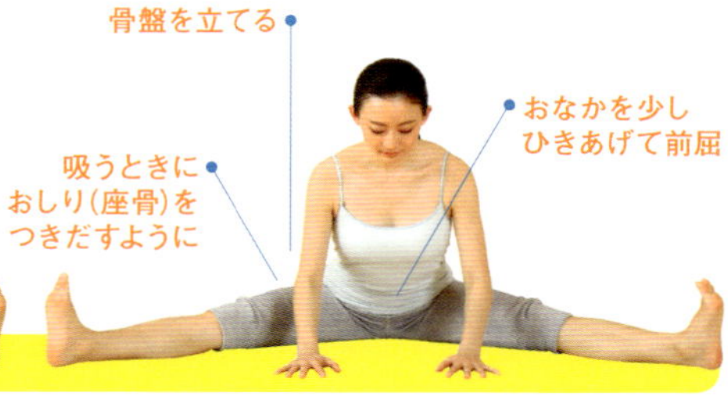
骨盤を立てる
おなかを少し
ひきあげて前屈
吸うときに
おしり(座骨)を
つきだすように

息を吐きながら軽く前屈。数呼吸してから吸いながら元に戻る。一呼吸して吐く息でもう少し深く前屈し、吸いながら戻る。

深く息を吸い、深く吐くときに ゆっくりと股関節をひろげる

2

両手を前におき、息を吸って背筋を長く伸ばし、吐きながら少し前屈。息を吸って元に戻り、吐きながらもう一度深く前屈する。この状態で数呼吸して息を吸いながら元に戻る。

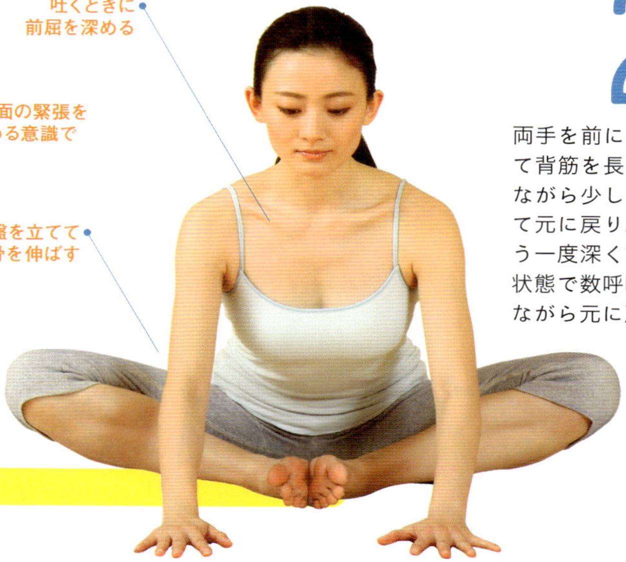
吐くときに
前屈を深める
体の前面の緊張を
ゆるめる意識で
吸うときに骨盤を立てて
背骨を伸ばす

ガス抜きのポーズ

パヴァン・ムクタ・アサナ

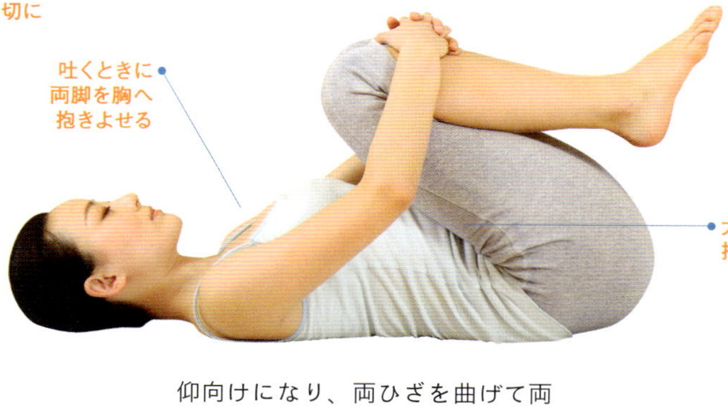
前屈は
体の前面の緊張を
ゆるめる意識を
大切に
吐くときに
両脚を胸へ
抱きよせる
太ももを腹部に
押しつける

仰向けになり、両ひざを曲げて両手で脚をかかえる。この状態で10～30回深い呼吸を繰り返す。

更年期障害解消ヨガ

ポーズの前に

太陽礼拝のポイント

下向きの犬のポーズで、吐く時間をかなり長くする意識で、深くゆっくりとした呼吸を1分間繰り返す。

DVD

座位の開脚前屈

ウパヴィシュタ・コーナ・アサナ

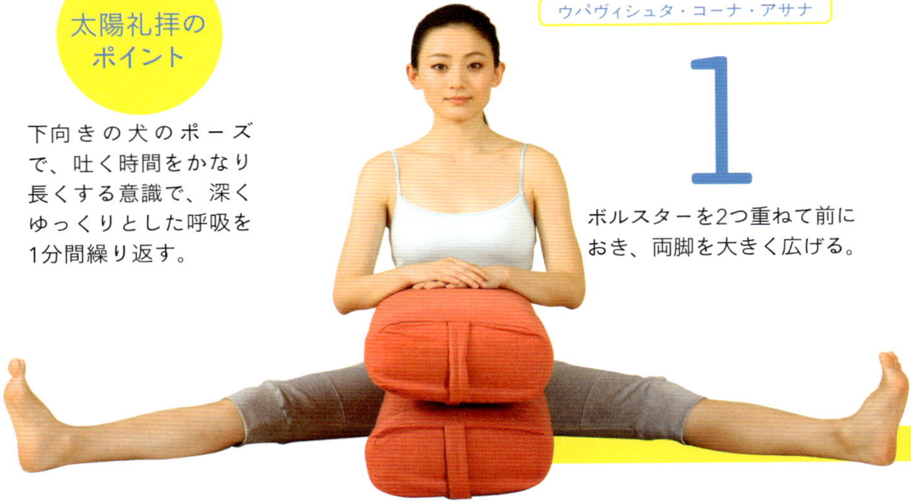

1

ボルスターを2つ重ねて前におき、両脚を大きく広げる。

橋のポーズ

セツ・バンダ・サルヴァンガ・アサナ

1

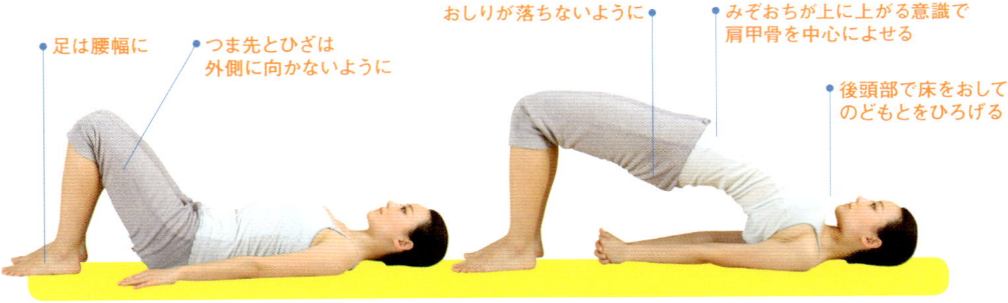
足は腰幅に
つま先とひざは外側に向かないように

仰向けになり、両ひざを曲げてかかとをおしりのほうに近づける。

2

おしりが落ちないように
みぞおちが上に上がる意識で肩甲骨を中心によせる
後頭部で床をおしてのどもとをひろげる

両足裏で床をおし、息を吸いながらおしりを持ち上げる。肩甲骨をひきよせて両手を組む。数呼吸キープして吐きながら元に戻る。

深く吸って、深く吐くときに前屈を深める

※ボルスターの代わりに、枕を重ねるだけでもよい。
※体の柔らかい人で前屈してもおしりの浮かない人は、
ボルスターや枕なしで床にひれ伏してもよい。
そのときも吐く息をともかく長くゆっくりとすること。

2

息を吸って背筋を伸ばし、吐きながらボルスターの上に体をあずける。深く息を吸い、吐きながら前屈を深める。

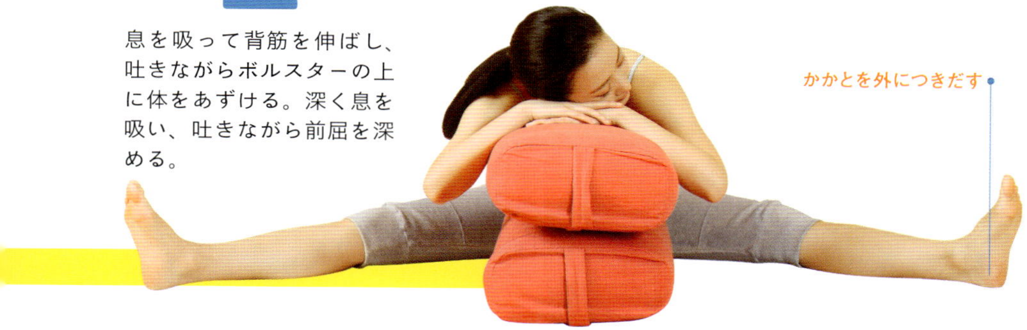
かかとを外につきだす

鋤《すき》のポーズ

ハラ・アサナ

1

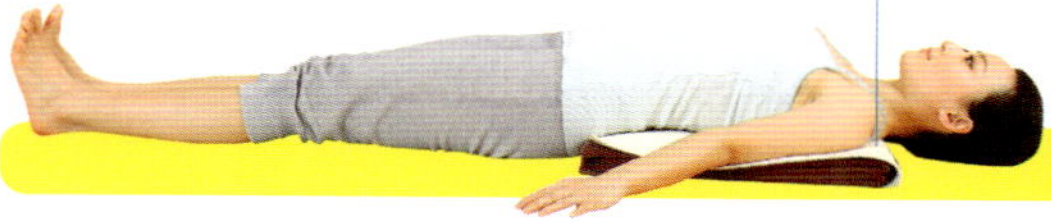
肩とマットの折り目の間は
数センチあける

ブランケットを2枚重ねて、その上にマットを半分折り曲げる。肩がブランケットから出ないように仰向けになる。

2

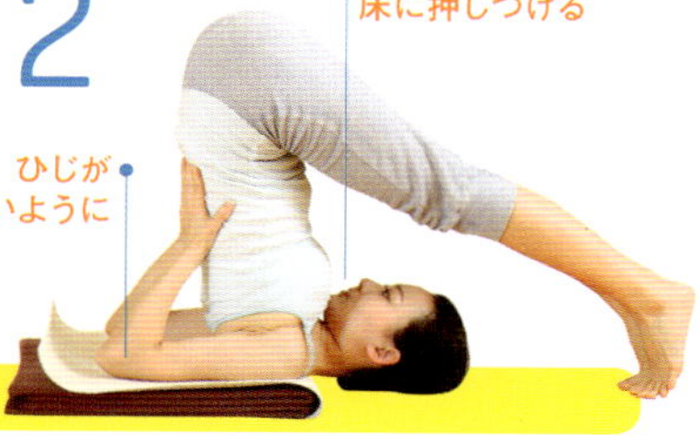
あごを胸に
押しつけない
後頭部を
床に押しつける
ひじが
開かないように

両脚を90度に上げて一呼吸。おしりを持ち上げて、背中に手をそえて両脚を頭のほうにおく。数呼吸して元に戻る。

※首にケガをしたことがあったり、ポーズのときに首の痛みや手のしびれなどが出たときは無理しないこと。

【ソーハム瞑想】 P.59で紹介するソーハム瞑想も更年期障害に効果的。医学的に効果が出たという研究報告もある。

ホットヨガと熱中症

column 4

わたくしの診察室には、ホットヨガで調子を崩した患者さんが診察にきます。全員が女性、症状の大半は、いわゆる自律神経失調症です。その中には、完全に生理が止まった方や、頭髪の脱毛が止まらなくなった方、そしてうつ病になった方もいます。

なぜそのようなことが起こるのでしょうか？　ホットヨガの環境が体に非常に厳しいからです。一般的にホットヨガは、室温が35度以上で、湿度は50～60%以上の環境でヨガをします。この環境は、まさに日本の真夏の炎天下でヨガをやるのと同じです。

ホットヨガのスタジオによっては、換気が悪いと湿度は100%近くになります。そうすると体の温度調節が一気に低下します。熱中症の始まりです。熱中症は、高温多湿な環境で、体内の水分と塩分のバランスが崩れて起こります。体内の調整機能が低下し、温度調節機能が破綻《はたん》すると、軽い頭痛やめまいが起こります。吐いたり、気分が悪くなったり、筋肉のけいれん、突然の筋肉痛が起こります。米国では、ホットヨガの最中や、終わった後に脳梗塞《こうそく》や心筋梗塞を起こした人も報告されています。

ホットヨガを健全にやるには、ともかく水分の補給が大切です。そしてヨガの最中で体調不良に気がついたら、絶対に我慢せず、退室することです。睡眠不足は熱中症を起こしやすくします。生理のきついときは、このような環境でのヨガは医学的にも避けるべきです。水分の補給はスポーツドリンクにすべきです。真水は医学的にはお勧めできません。体内に塩分が足りなくなるからです。そのために熱性けいれんを起こすのです。それだけ大量の汗が出るのです（個人差がありますが、通常、1時間でも500～800ml以上です）。

ホットヨガは体力のある方には、なにも問題がありません。むしろ人によってはやった後に爽快《そうかい》感が出るでしょう。「心の揺らぎを少なくするのがヨガ」です。ホットヨガはその目的から逆行する可能性があります。体力に自信のない方や、身体的に、あるいは精神的に問題のある方は、決して無理しないことだと思います。

第4章

Get inner happy

心が軽くなる幸せヨガ

健康な体を保つためには、心の健康も大切。
ヨガは、がんばりすぎた体だけでなく、
ストレスで疲れた心もやさしく癒してくれます。
ヨガは生活に安らぎを与えてくれるでしょう。

心の健康を手に入れる

**心が不健康だと、体にも
悪い影響が起きます。
ヨガの一番の目的は、
心の動揺を軽減させること。
心を軽くして解放感を与えると、
カラダは今まで以上に元気になります。**

現代人を悩ませる5つの「不」

現代社会は、成果主義とか競争主義とか管理主義とか言われる時代です。よりよい成績を必要以上に迫られます。業績を上げることが求められます。厳しく時間に追われたりもします。精神的にも肉体的にも追い詰められた状況は決して珍しくありません。対人関係でも不平や不満が出るような不安定な関係にもなりがちです。

なんとかして心にゆとりを求めようとしても、なかなか心が安定した生活になりにくいのが現状です。不平や不満だけでなく、不安も比較の思考から起きます。満たされない心から、将来に対して「不安」が起こるのです。

「不平」「不満」「不安」を「3つの不」と言います。さらに周囲の人と自分を比較してしまうと、心の中に「4つ目の不」が起こります。「不幸」という感情です。心が大きく揺らぐきっかけとなります。これらが「不快」という大きなストレスの源になります。「5つ目の不」です。

ヨガの目的とは、このような心の大きな揺らぎをいかに少なくするかです。そのひとつが体を動かす「ポーズ（アサナ）」です。アサナだけではありません。「呼吸を整える調気法（プラーナーヤーマ）」もそうです。さらには感覚を研ぎ澄ましながら意識を高める「瞑想」があります。ヨガはこれらの手法を用いて、心の中の動揺を軽減しようとするのです。

不安は誰しもが経験することです。心が落ち着かなく動揺します。たとえて言えば、腕の短くなったヤジロベイです。チョットした刺激で心が容易に揺らぐのです。ヨガの目的は、このヤジロベイの腕を長くすることです。他人に何か言われたり、チョットした感情の変化があっても、ゆったりとした心の揺らぎにするのです。完全に揺らぎをなくすことは至難です。ですが、揺らぎを今以上に少なくすることは可能です。

「5の不」から起こる心の動揺は、すべて「比較する心」から生まれます。ヨガのバックグラウンドには、古代インド哲学があります。人は生まれも育ちも環境も違っていても、すべての人はみな与えられた命をもち、与えられた美と与えられた善があるという考えです。どんな立場の人でもすべての人は大いなる恵みの存在なのです。すべては感謝すべき存在なのです。だから、人と比較して自分を苦しめるのは意味がないのです。

比較が無意味であるということは、相手の立場を客観的に観ることにつながります。どんなに嫌なことを感じても、どんなに比較を意識しても、相手にはそれなりの立場があります。その立場を見つめ直すと、自分のおかれた立場も同じ土俵にあることに気がつきます。その気づきが「5つの不」を和らげるのです。ですからヨガの背景にある古代インド哲学を学ぶことは、アサナやプラーナーヤーマや瞑想以上に大切なことなのです。

心の健康を手に入れる

脳が感じるストレス

現代社会ではストレスは誰しもが感じます。ストレスはどこで感じるのでしょうか？　すべての情報は大脳辺縁系の扁桃体《へんとうたい》に行きます。そこで「安全か危険か」「快か不快か」に判別されます。海馬《かいば》で過去の情報を照らし合わせます。脳の司令塔でもある前頭前野も加わり、危険や不快と判断された場合に感情的な反応が起こります。怒り、不満、不安などを起こすのです。これらの情報は大脳辺縁系の真下にある視床下部に行きます。ここが自律神経の中枢です。交感神経系が興奮し、さらに下垂体から各種のストレスに関連したホルモンが分泌されます。全身が興奮し、緊張した状態になります。危険を回避し、不快な状況を改善するための反応なのです。いわば「目の前に熊が現れた」状況です。逃げるか、闘うかという反応です。ところが現実には熊ではなく、嫌な人間とか仕事とかなのです。

このような興奮して緊張した反応をゆるめることがストレス解消につながります。前屈のポーズをすると背部の皮膚と筋肉が伸展し、脊髄《せきずい》神経を介して前面の緊張がとれていきます。深く息を吐くときに前屈を深め、背中の皮膚が伸展することを意識して行いましょう。

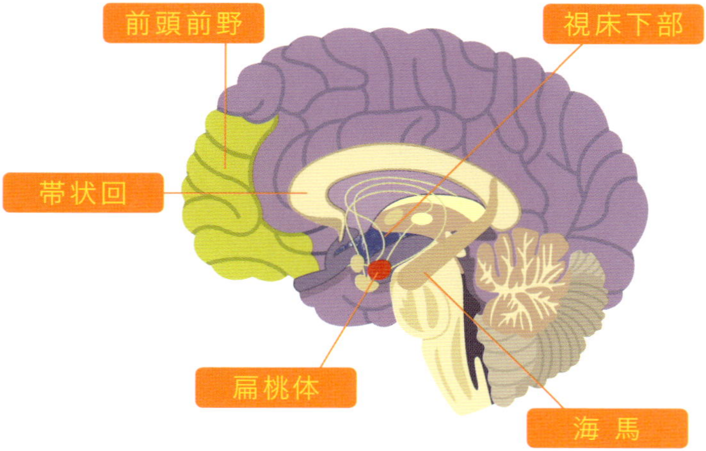
前頭前野
視床下部
帯状回
扁桃体
海 馬

心を前向きにするヨガ的思考

日本ではうつ病の患者さんが増加傾向にあります。条件がそろえば誰でもがかかり得る病気です。うつ病は脳の中の代謝異常によって起こると考えられています。モノアミン仮説といって、セロトニンだけではなく、ドーパミン、ノルアドレナリンの代謝が崩れるために起こるという考えです。症状は、感情的には気分が憂うつになる、理由もなく悲しい、寂しい、自分がダメな存在だと感じる、不安や焦りを感じるなどです。意欲が低下して何をするのもおっくうになり、行動力や集中力がなくなります。普段見ていたテレビや新聞も見なくなり、趣味もやる気も起きなくなります。思考も低下し、考えがまとまらなくなり、集中力もなくなります。体も症状が出てきます。睡眠障害が起き、疲労感が取れません。食欲不振、めまい、耳鳴り、口の渇き、首や肩のこり、腰痛、腹痛、むかつき、便秘など、全体的に自律神経系の調節機能が落ちた症状です。

うつ病は2:1で女性が男性より多いのも特徴的です。思春期や妊娠、出産後、更年期など、女性ホルモンの変動が関わっていることが知られています。やはりその背景には解消できないストレスが絡んでいます。治療は、原則的には休息と投薬です。ところが、最近の欧米の詳細な研究から、うつ病の患者さんには、運動する気力が少し出てきた段階で、週に3回ほどの有酸素運動をすると、うつ病の回復に改善傾向がでる報告が出てきています。有酸素運動には、トレッドミルや水泳やジョギングとともにヨガも含まれています。ヨガの有酸素運動以外にも、調気法やポーズによる自律神経の安定化と、さらには比較して自分を責めないというヨガ的思考による考え方も心を前向きにさせるのです。

ストレス解消ヨガ

ポーズの前に

太陽礼拝のポイント

すべてのポーズで、疲労回復（P.41）と同じように、息を吐く時間を2〜6倍に増やして行う。

DVD

座位の開脚前屈

ウパヴィシュタ・コーナ・アサナ

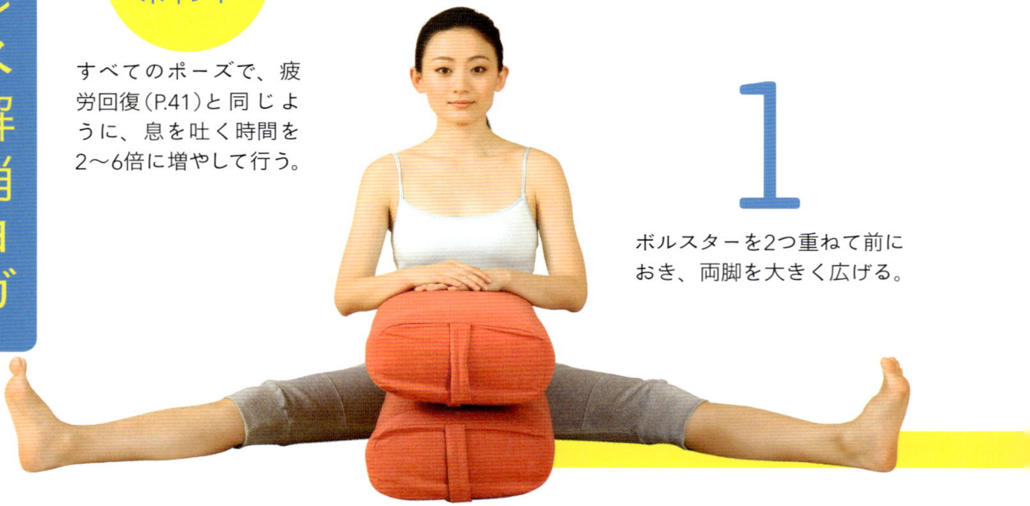

1

ボルスターを2つ重ねて前におき、両脚を大きく広げる。

半分の魚の王のポーズ

アルダ・マツィエンドゥラ・アサナ

1

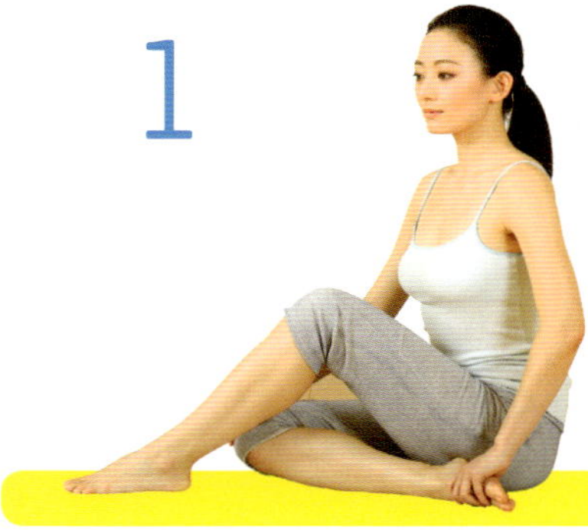

左ひざを曲げ、右ひざを外側に開いてから、右かかとを左の太ももの横にもってくる。

2

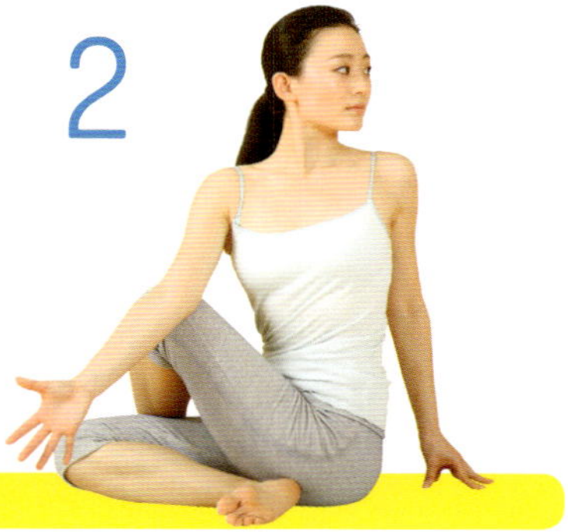

右脚を左ももの外側にもっていき、左手を後ろにつく。息を吸い、右手を左脚にそえて吐きながらねじる。この状態で深くゆっくりと呼吸する。反対側も同様に。

ストレスを感じていると、全身が興奮し、緊張した状態になる。緊張した状態をゆるめるポーズで、ストレスを解消しよう。

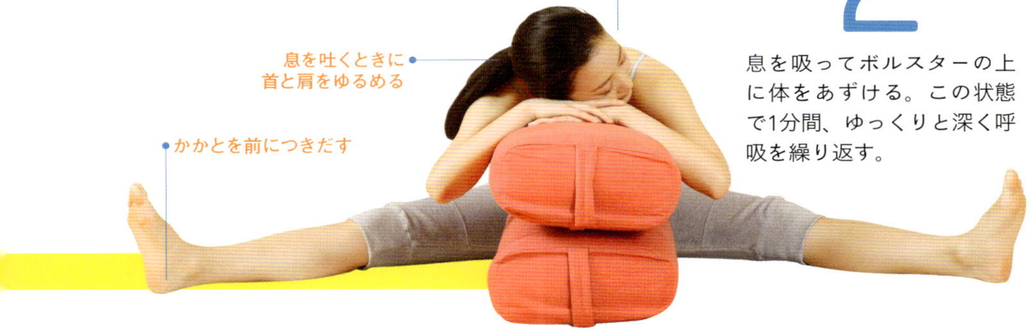
背部の皮膚と筋肉の伸びを感じる
息を吐くときに
首と肩をゆるめる
かかとを前につきだす

2

息を吸ってボルスターの上に体をあずける。この状態で1分間、ゆっくりと深く呼吸を繰り返す。

ソーハム瞑想

1

楽なあぐらになり、両ひざの上に手をおいて、親指と人さし指で輪をつくる。10回ゆっくりと「ソーハム」と声を出す（慣れてきたら省略）。

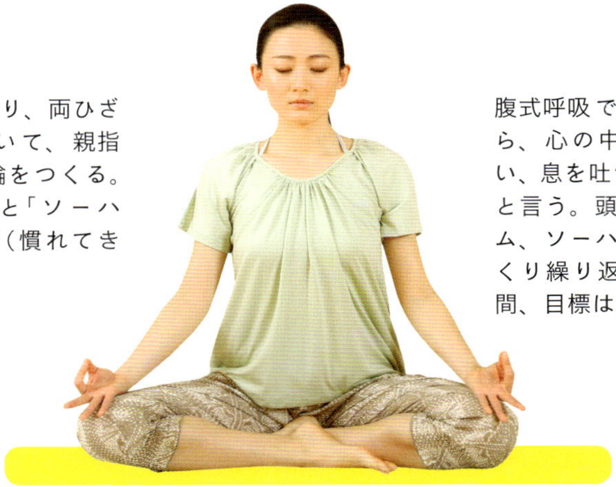

2

腹式呼吸で息を吸いながら、心の中で「ソー」と言い、息を吐きながら「ハム」と言う。頭の中で「ソーハム、ソーハム、…」をゆっくり繰り返す。最初は5分間、目標は20分間。

雑念が出てきても、気にせず「ソーハム」を繰り返す
一日、同じ時間帯でやることがお勧め（1日朝晩２回がさらに効果的）
ソーを吐く、ハムを吸うという逆の方法もあるが、
上記のほうがやりやすい。

うつ解消ヨガ

ポーズの前に

太陽礼拝のポイント

上向きの礼拝を10回。下向きの犬のポーズとコブラのポーズで、5〜10回ゆっくりと呼吸する。コブラのポーズで反るときに体の前面（胸・腹）の皮膚が緊張することを感じとる。

DVD 三日月のポーズ

アンジェニア・アサナ

1

四つばいになり、足のつま先を立てる。

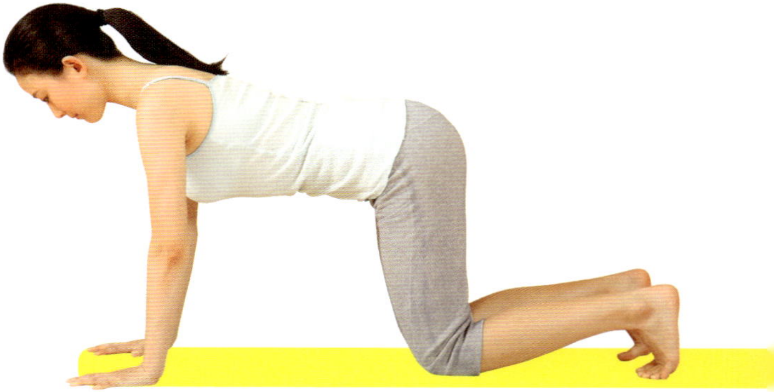

鋤のポーズ

ハラ・アサナ

1

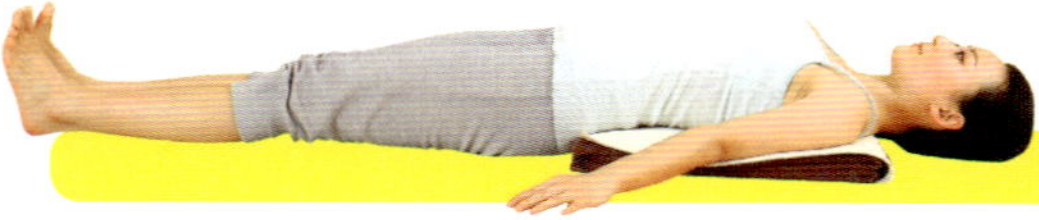

ブランケットを2枚重ねて、その上にマットを半分折り曲げる。肩がブランケットから出ないように仰向けになる。

2

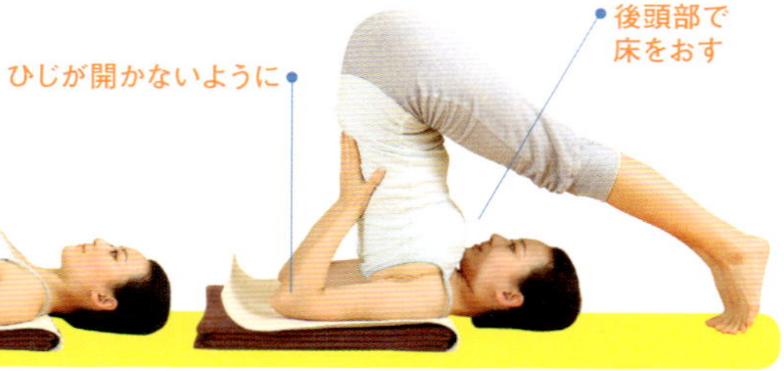
ひじが開かないように
後頭部で床をおす

両脚を90度に上げて一呼吸。おしりを持ち上げて、背中に手をそえて両脚を頭のほうにおく。数呼吸してからゆっくりと両脚を戻す。

心と体の活力が下がると、前屈みの状態になる。後屈のポーズで心と体に活力を与えよう。

2

右脚を両手の間にふみこむ。両手を腰におき、息を吸いながら両腕を上げて体を起こす。そのまま一呼吸し、四つばいに戻る。反対側も同様に。

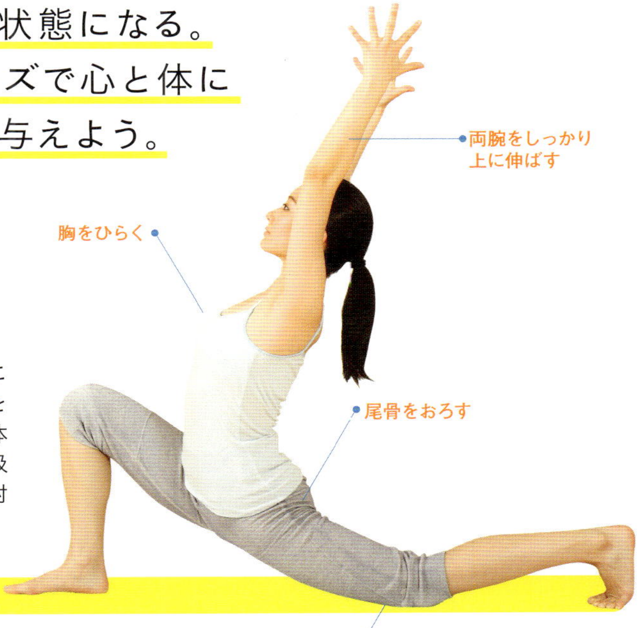
両腕をしっかり
上に伸ばす
胸をひらく
尾骨をおろす
ひざを前へぐっと押し出す

橋のポーズ

セツ・ヴァンダ・サルヴァンガ・アサナ

1

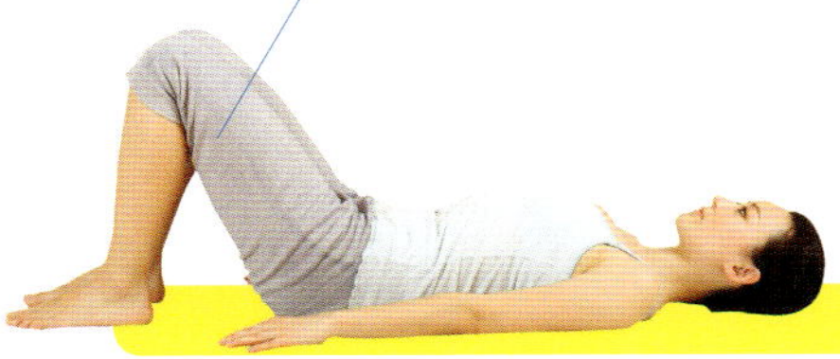
つま先とひざは
外側に向かないように

仰向けになり、両ひざを曲げてかかとをおしりのほうに近づける。

2

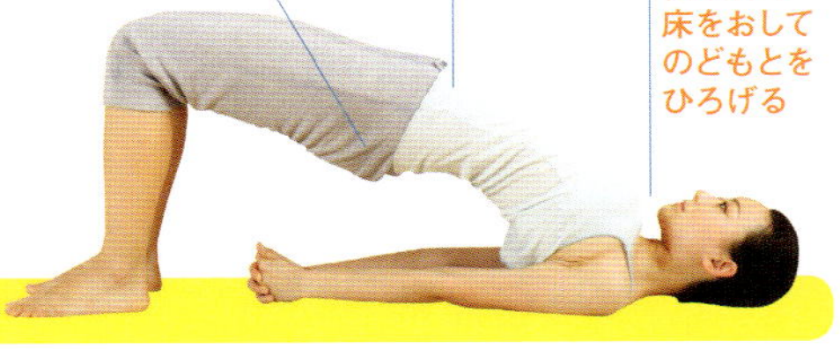
おしりが
落ちないように
みぞおちが上にあがる意識で
肩甲骨を中心によせる
後頭部で
床をおして
のどもとを
ひろげる

両足裏で床をおし、息を吸いながらおしりを持ち上げる。肩甲骨をひきよせて両手を組む。数呼吸して吐きながらおしりを床にゆっくりとおろす。

あとがき

ヨガの歴史を学ぶにつれて、その奥行きの深さに驚きます。始まりはインダス文明とも言われています。明らかなことは紀元前の古代インド哲学から始まり、紀元後にヨガに関する哲学の進歩があったということです。そこから体を動かす「ハタヨガ」が生まれます。英国の植民地時代からヨーロッパに拡がり、いまでは世界中で多くの人々がヨガをしています。

この本で紹介した「太陽礼拝」は、どの流派でも最も多く行われている一連の動作です。いわばヨガのラジオ体操とも言えます。その歴史は比較的新しいという本もありますが、ヨガと仏教の歴史をしっかり考察すると、かなり古いところに原点があります。7世紀～8世紀にインドで発展したタントラ哲学が当時の仏教に取り入られます。チベット仏教として発展します。チベットの寺院では祈りとして「五体投地(ごたいとうち)」の礼拝が行われました。通常、108回の礼拝を寺院の前で行います。この五体投地の動きがまさに太陽礼拝でした。太陽礼拝の原点といわれる由縁です。また古代インド叙事詩(ラーマーヤナ)にも太陽礼拝のマントラがあると言われています。

この本では太陽礼拝を最初に準備運動として紹介しています。そこから自分の症状に合わせて、医学的に合理的な動きを提示しました。しかしヨガのポーズにはまだたくさんの種類があります。ヨガのポーズの写真集には250種類以上が載せら